胰腺癌那些事儿

诊疗养护全攻略

U0388111

主　编　王成锋

副主编　边志民

编　者　（按姓氏笔画排序）

　　　　王成锋　边志民　张水生

　　　　张建伟　段云杰　慕永润

插　图　白　烁

人民卫生出版社

·北京·

图书在版编目（CIP）数据

胰腺癌那些事儿：诊疗养护全攻略 / 王成锋主编.
北京：人民卫生出版社，2024.9. —— ISBN 978-7-117
-36414-0

Ⅰ. R735. 9

中国国家版本馆 CIP 数据核字第 2024VT6664 号

人卫智网	**www.ipmph.com**	医学教育、学术、考试、健康，	
		购书智慧智能综合服务平台	
人卫官网	**www.pmph.com**	人卫官方资讯发布平台	

胰腺癌那些事儿——诊疗养护全攻略
Yixian'ai Naxie Shier——Zhenliao Yanghu Quangonglüe

主　　编：王成锋
出版发行：人民卫生出版社（中继线 010-59780011）
地　　址：北京市朝阳区潘家园南里 19 号
邮　　编：100021
E - mail：pmph @ pmph.com
购书热线：010-59787592　010-59787584　010-65264830
印　　刷：北京市艺辉印刷有限公司
经　　销：新华书店
开　　本：889×1194　1/32　印张：8
字　　数：126 千字
版　　次：2024 年 9 月第 1 版
印　　次：2024 年 9 月第 1 次印刷
标准书号：ISBN 978-7-117-36414-0
定　　价：59.00 元

打击盗版举报电话：010-59787491　E-mail：WQ @ pmph.com
质量问题联系电话：010-59787234　E-mail：zhiliang @ pmph.com
数字融合服务电话：4001118166　E-mail：zengzhi @ pmph.com

序言

人类的发展史就是一部与疾病斗争的历史。当前，癌症是严重威胁人类健康的疾病，预防癌症、战胜癌症是医疗卫生机构和专家、学者的使命与责任，也是广大人民群众特别是癌症患者和家属的希望与期盼。

在恶性肿瘤中，有一种癌症因为恶性程度高、治疗效果差，而被称为"癌中之王"，这就是胰腺癌。人们谈癌色变，被确诊为胰腺癌更是如坠深渊。据国家癌症中心 2024 年统计数据显示：我国全年新增恶性肿瘤患者 482.47 万人，其中新发胰腺癌 11.87 万人，位于所有新发恶性肿瘤第 10 位；死亡 257.42 万人，其中胰腺癌死亡 10.63 万人，位于所有恶性肿瘤死亡第 6 位。目前，全球范围胰腺癌患者的 5 年生存率约为 9%，我国胰腺癌患者的整体 5 年生存率为 7% ~ 10%，大大低于其他癌种，所以当前努力提高胰腺癌的预防和诊疗水平、提高胰腺癌生存率是亟待解决的问题。

我国民众对胰腺癌知之甚少，对胰腺癌的特点，如高危因素、临床表现、诊断和治疗等相关知识缺乏了解，导致80%的胰腺癌患者就诊时已为晚期，早期胰腺癌仅占5%。早期胰腺癌的切除率几乎达到100%，5年生存率更是接近90%，而有转移的晚期胰腺癌1年生存率仅为7.8%。有研究显示，胰腺癌患者的胰腺细胞从正常到癌变约需12年，再发展为晚期胰腺癌约需7年，最终到死亡约需3年。如果有胰腺癌相关的医学知识，在如此长的时间范围内，通过早预防、早筛查，发现早期胰腺癌的比例将大幅提升。鉴于我国胰腺癌诊疗的现状，早预防、早发现、早治疗是实现胰腺癌患者长期生存的关键。因此，面向大众的胰腺癌科普宣传工作对于胰腺癌的预防和诊治具有非常重要的意义。

本书是一部讲述胰腺癌诊断、治疗和康复、随访知识的医学科普类书籍。该书的编者均为活跃于我国肿瘤防治领域的专家和学者。主编王成锋教授是我国著名的胰腺外科专家，在胰腺癌和胃癌规范化诊治以及以术中放疗为基础的综合治疗等方面均达到国际领先水平。除了临床科研工作，王成锋教授还致力于恶性肿瘤的科普宣传，多年来一直在我国多种媒体平台上，通过讲座、答疑、访谈、科普文章等形式为公众宣讲恶性肿瘤相关知识，尤其是在胰腺癌、胃癌领域做了大量科普工作，为推进恶性肿瘤的规范化诊疗等方面做出了卓越贡献。该书既具有专业性和权威性，体现了近年来胰腺癌诊治方面的新成果；又具有通俗易懂、生动形象的特点，避免晦涩生僻的表述，特别适合大众阅读。更为难得的是，该书还就胰腺癌患者和家属在疾病诊治中可能遇到的问题，如如何高效就诊，术前、术后和放化疗期间注意事项等进行了详细的解答，也是一本贴心的就诊指南。

世界卫生组织指出，恶性肿瘤是慢性疾病，可以通过改变不良生活方式等来预防。因此，胰腺癌的预防与管理意识比治疗更为重要。预防和治疗胰腺癌不仅仅需要科学家、医务工作者的努力，更需要全社会各个层面的支持与帮助，需要每一个普通人医学知识素养的提升。我们相信，随着医学科技的不断进步，治疗手段的不断发展，在不久的将来，胰腺癌的防治水平将得到全面提升，健康中国建设的宏伟蓝图将逐步实现。

九三学社中央副主席

中国工程院院士

丛斌

2024 年 4 月

前言

胰腺癌是最常见的消化系统恶性肿瘤之一，随着人均寿命的延长和生活方式的改变，近年来其发病率和死亡率呈持续上升趋势。胰腺癌起病隐匿，临床上早期症状不明显，不易被发现，就诊的胰腺癌患者中晚期占绝大多数；胰腺癌手术切除率低、风险大，术后复发转移率高；化疗和放疗效果明显低于其他肿瘤；靶向治疗和免疫治疗所对应的靶点基因"阳性"率低：因此，在全球范围内胰腺癌的 5 年总生存率约为 9%，在肿瘤领域被称为"癌中之王"，是严重威胁人类健康的恶性肿瘤。

但胰腺癌并非不治之症。据统计，早期胰腺癌治疗效果较好，手术根治率在 90% 以上，根治切除后 5 年生存率达 70% ～ 100%。目前长期生存的胰腺癌患者，绝大多数均为早期胰腺癌。

单一治疗方法如手术、化疗、放疗等效果差，但经过多学科会诊制订的多学科综合治疗（MDT）方案，可改善疗效，是目前胰腺癌治疗的首选方式。

然而不幸的是，临床上遇到的 80% 左右的患者均为中晚期，能够手术切除的比例仅为 15%～20%，早期胰腺癌的比例仅占 5%，大部分患者错失了手术和治疗的最佳时机，导致胰腺癌的整体治疗效果很差。

非常遗憾，临床诊疗工作中遇到的患者多为初次就诊即为中晚期，如果这些患者有更多的胰腺癌相关科普知识，可能就会更早地发现、更早地进行治疗，从而达到根治，获得长期生存的可能。因此，我们一直在思考编写一本普及胰腺癌知识的书籍，目的是向大众科学地介绍胰腺癌相关知识，使大家认识和了解胰腺癌，从而远离胰腺癌，如果不幸罹患胰腺癌，也能够尽早发现，为后续治疗赢得时间。

《胰腺癌那些事儿——诊疗养护全攻略》由此应运而生。本书在做到专业性、科学性和权威性的同时，在文字和叙述上采用通俗易懂的语言，让大众更容易读懂和接受。但是为了保证本书的严谨性，仍然保留了较多专业术语。

本书可以作为普通读者了解胰腺癌的入门书籍，也可作为胰腺癌患者和家属查阅相关资讯的家庭工具书。本书按照胰腺癌的病因、流行病学特点、临床症状和体征、诊断和鉴别诊断、治疗、康复和锻炼、随诊等分为若干章节，为了更方便读者阅读，并用最短的时间检索到自己所需的内容，全书采用一问一答的形式。

对于胰腺癌患者和家庭来说，诊治胰腺癌之路非常艰辛，不仅需要付出大量的时间、精力、财力，而且身体和心理都要承受非常大的痛苦。希望本书能够为胰腺癌患者和家属提供一份全方位的指南和支持，帮助他们熟悉治疗和康复的每一个环节，增加战胜疾病的信心，更好地应对胰腺癌，更从容地重建生活、融入社会。

限于时间紧迫和编者的水平，本书难免有不当之处，希望广大读者予以批评、指正。

本书主编

王成锋

2024 年 4 月

目录

基础知识篇

症状与临床表现篇

诊断与鉴别诊断篇

治疗篇

术后并发症及合并症篇

康复与预防篇

胰腺其他肿瘤或肿瘤性病变篇

目录

基础知识篇

1 胰腺在我们身体里什么位置，它的主要功能是什么

胰腺位于腹腔的中上部，在腹腔的最深处（或者说是腹腔的最后面），脊柱前侧（紧贴脊柱）。它的外形似胡萝卜、头粗尾细，呈细长锥形。在腹腔胰腺呈头低尾高，接近横位。

胰腺分为胰头（含胰腺钩突）、胰体、胰尾3部分。胰腺周围被众多重要的器官、血管、神经等围绕。

（1）器官：胃、肝脏、胆管、胆囊、十二指肠、小肠（小肠起始部和空肠）、结肠（横结肠、结肠肝曲、结肠脾曲）、脾脏都是胰腺的"邻居"。其中十二指肠以"C"字形包绕胰头，与胰腺关系紧密。

（2）血管：有肠系膜上动脉、肠系膜上静脉、门静脉、脾动脉、脾静脉、腹腔干、肝固有动脉、下腔静脉、肾静脉和肾动脉等。其中肠系膜上静脉因与胰腺关系密切被称为胰腺静脉，脾动脉和脾静脉基本上走行在胰腺实质内部。进出脾脏的血管（脾动脉、脾静脉）在脾门处形成脾蒂，和胰尾关系十分密切。

（3）神经：主要是围绕腹主动脉和下腔静脉的腹腔神经丛。

胰腺主要有内分泌和外分泌功能。内分泌功能主要是分泌激素如胰岛素、胰高血糖素、胃泌素等，调节、维持人体的血糖平衡等；外分泌主要分泌消化酶如淀粉酶、蛋白酶、脂肪酶等，帮助人类消化和吸收。

正常情况下，胰腺的质地与我们日常见到的豆腐差不多，质脆、没有韧性，被一层薄薄的膜包裹。

胰腺对人体非常重要，也非常娇嫩，极易"受伤害"，从而发生急性或慢性胰腺炎、胰腺肿瘤甚至是胰腺癌。胰腺发生炎症，特别是急性坏死性胰腺炎致死率高，发生胰腺癌致死率更高，因此，珍爱我们的胰腺，是维系身体健康长寿的重要保障。

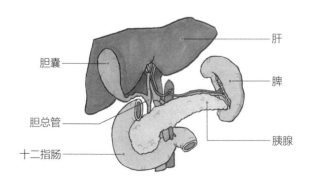

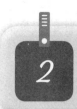

2 胰腺和十二指肠的关系如何，胰腺是如何帮助我们消化的

胰腺的胰头部分被十二指肠以"C"字形紧紧包绕（两者关系十分密切）。十二指肠从上（消化道的近端）向下（消化道的远端）分为球部、降部、升部、水平部四部分。十二指肠降部有一个十分特殊的部位叫十二指肠乳头。十二指肠乳头很小、区域直径小于1厘米，但是人体消化道仅有的三条通路均汇聚于此，堪称消化道的"枢纽"，十分重要。

第一条通路：就是我们俗称的"消化道"。食物经口腔排入胃，经初步消化后再逐步排入十二指肠、小肠，在胆汁和胰液等的帮助下，被消化，营养物质被吸收，糟粕经肛门排泄掉。

第二条通路：我们称之为胆道系统，也有人形象地比喻为"胆树"。肝脏细胞分泌的胆汁，从毛细胆管逐步汇聚到左右肝管，再汇聚到胆囊；胆囊把胆汁浓缩后，经胆囊管、胆总管、壶腹、十二指肠乳头排入消化道，帮助我们更好地消化和吸收营养物质。其中，壶腹是指位于十二指肠乳头处，胆总管和主胰管共同开口或各自开口于十二指肠乳头前的膨大部分。

第三条通路：就是胰腺的外分泌系统。胰腺细胞分泌的胰液（含消化酶）从毛细胰管逐步汇聚到分支胰管、主胰管，再经壶腹、十二指肠乳头排入消化道消化食糜。

因此，十二指肠乳头是消化道三路汇聚地（消化道枢纽的中心），胰头和十二指肠周围区域的肿瘤极易侵犯或压迫十二指肠乳头，产生相应的症状。所以说胰腺是位居消化道的核心位置，功能复杂且重要，牵一发而动全身的器官。

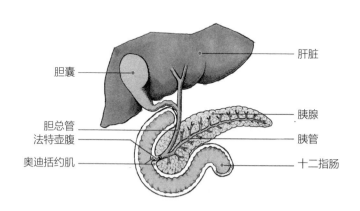

3 癌症是怎么发生的，如何远离患癌的风险

近年来肿瘤的发生率越来越高，成为人类健康的头号敌人。关爱自身、科学防癌，是每个人需要重视的事情。

恶性肿瘤的发生是自身基因缺陷、外界致癌因素持续作用的结果，正常细胞转变为癌细胞。基因在各种因素刺激下发生突变：有家族遗传带来的内部易感原因，也有后天环境、生活习惯、疾病（如感染）等外因的不断刺激。内、外致癌因素不断积累，诱导正常细胞基因发生突变，从而导致细胞恶变，最终发生癌症。

此外，人类免疫系统出了问题，即各种原因导致的免疫力逐步下降，机体的免疫系统不能胜任对癌变细胞的"监视"。由正常细胞演变为癌细胞后，癌细胞以惊人的速度分裂、增长，数量剧增，超出了人类免疫系统对癌症的"监视"和"杀伤"，从而发生癌症。

德国学者研究发现：人体每天可以产生 500～800 个癌

细胞，但都被自身强大的免疫系统"处决"掉了。机体"处决"癌细胞的能力约 4 000 个 / 天，而肿瘤细胞数达 10 亿个才能出现临床症状。人的一生大约有 6～10 次癌细胞数量达危险的临界值，但由于人体自身强大免疫力的保护多转危为安。这充分说明自身免疫力的重要性。

按照免疫对肿瘤发生的影响，可划分为 3 个阶段。第一阶段是免疫监视：自身免疫力强大，足以杀死肿瘤细胞，即使自身产生了恶性肿瘤细胞但不会形成肿瘤。第二阶段是免疫平衡：恶性肿瘤细胞持续增加，自身免疫逐步下降，两者达成相持阶段。第三阶段是免疫逃逸：肿瘤细胞的增加超出了自身免疫力的保护能力，最终肿瘤形成。

综上，恶性肿瘤的发生必须具备两个条件：第一是自身内部因素和外部致癌因素的持续作用，使正常细胞变为癌细胞；第二是人体免疫力下降，不足以杀灭肿瘤保护自己。因此，要想远离肿瘤要做到以下两点。

第一，远离恶性肿瘤的高危因素，在生活上保持自律等。包括：①远离感染因素，世界卫生组织数据显示 20% 的肿瘤由感染因素诱发，包括乙型和丙型肝炎病毒（导致肝癌）、人类乳头瘤病毒（HPV，导致宫颈癌）、幽门螺杆菌

（导致胃癌）、EB 病毒（导致鼻咽癌）等；②养成良好的生活习惯，包括良好的饮食、作息、运动、工作习惯等，不吸烟、不喝或少喝酒等，尽量避免腌制、熏制、油炸、烤制、霉变食品；③远离环境污染，尽量远离周围环境污染，做好局部环境对流通风，大气污染严重时少出门，出门做好防护等。

第二，增强自身的免疫力，要如何做到呢？个体免疫力的水平除依赖于先天的、来源于父母的遗传性因素外，后天改善与提高的主要影响因素包括：①均衡的营养，俗话说"兵马未动，粮草先行"，营养是保持身体健康、抵御疾病（肿瘤）的基础，因此科学合理的膳食是一生都要坚持的；②良好的心态，身体和心理健康是互补的，乐观向上的心态对预防疾病以及患病后的尽快康复都是很重要的；③充足的睡眠，包括要保证睡眠的时长、睡眠的质量（深度睡眠的时间等）、科学的入睡时间（遵循生物钟节律安排睡眠）等；④适度的锻炼，依据自己的身体状况、家庭和周围的环境，选择合适的锻炼方式、合适的强度（以第二天起床后不感觉累为宜）进行锻炼，适度的锻炼可以改善体质、增加食欲、促进睡眠质量的改善等；⑤劳逸结合，俗话说"磨刀不误砍柴工",劳逸结合可以提高工作效率。劳逸结合既可利于工作,又利于身体,何乐而不为?

总之,远离肿瘤的高危因素、提高自己的免疫力,是远离癌症的最佳选择。

4 胰腺长了"东西"会是胰腺癌吗,长了"东西"该怎么办

胰腺是人类最主要的消化器官之一。胰腺虽小,但胰腺发生的肿瘤种类在人体器官中是较多的。世界卫生组织把发生在胰腺的肿瘤进行了分类,主要有以下几种。

(1)良性上皮性肿瘤和癌前病变:包括浆液性囊腺瘤、黏液性囊性肿瘤、导管内乳头状黏液性肿瘤、导管内嗜酸性乳头状肿瘤、导管内管状乳头状肿瘤、腺体上皮内瘤变等。

(2)恶性上皮性肿瘤:包括胰腺导管腺癌及10余种不同的细胞亚型、胰腺实性假乳头状瘤以及实性假乳头状瘤伴高级别癌等。其中最多见的是胰腺导管腺癌。

（3）胰腺神经内分泌肿瘤：胰腺神经内分泌微小腺瘤、神经内分泌肿瘤（非功能性和功能性胰腺神经内分泌肿瘤）、神经内分泌癌等。

（4）来源于间质的肿瘤：包括良性、恶性肿瘤，胰腺间质瘤、胰腺淋巴瘤等。

（5）继发性肿瘤（转移性胰腺癌）：多由肺癌、肾癌、乳腺癌的肿瘤转移所致。

除上述胰腺肿瘤外，类肿瘤样病变在临床容易被误诊为占位性病变（胰腺长了"东西"的情况）包括以下几种情况。

☆胰腺囊肿：包括单纯性囊肿（先天性和潴留性囊肿）和胰腺假性囊肿。

☆炎性病变：如慢性胰腺炎（尤其是肿块型或局限性胰腺炎）和自身免疫性胰腺炎等。

☆胰腺发育异常：异位到十二指肠肠壁和胃壁的异位胰腺，有时会误认为肿瘤。

综上，当发现胰腺长了"东西"并不代表都是胰腺肿瘤或胰腺癌，还要考虑到良性肿瘤、低度恶性肿瘤，甚至还有非肿瘤性病变。尽管可能有这样或那样的临床表现，影像学［二维超声检查、计算机体层成像（CT）、磁共振成像（MRI）等］

检查发现胰腺占位，可能伴有糖类抗原 19-9（CA19-9）升高，但不一定就是胰腺癌。

目前临床或影像学对胰腺长了"东西"的诊断性描述多表现为：胰腺病变、胰腺占位、胰腺囊性占位、胰腺囊实性占位、胰腺实性占位、胰腺肿瘤、胰腺良性肿瘤、胰腺恶性肿瘤、胰腺癌等，或者后面再加一个定语，如良性、恶性、良性或恶性可疑、良性可能大、恶性可能大、怀疑恶性、恶性不除外、请结合临床、建议进一步检查、建议活检等。

因此，当检查发现胰腺长了"东西"，出现上述提示性报告时科学合理的做法是：第一，在避免恐慌的同时要高度重视，在明确诊断前大可不必"如临大敌"。第二，要尽快到专业医院、专业科室，找专业医生就诊，明确具体的肿瘤种类，排除非肿瘤性占位；必要时及时、尽快行组织细胞学检查，明确诊断，这才是肿瘤确诊的"金标准"。第三，明确诊断后，进行专业、有的放矢的个性化治疗。这样才能使治疗疗效最优，创伤（副作用）最小，患者获益最大。

5 胰腺癌患者体检结果"正常",但不久后发现到了胰腺癌晚期,这是为什么

经常在门诊见到患者抱怨,上次体检时结果正常,最近却突然发现胰腺癌晚期。究其原因,简单地说常规体检是"面面俱到",常规体检项目包括三大常规(血、尿、便常规)、血生化、肝功能、肾功能、肿瘤标记物等,以及心电图、脑电图、超声、骨密度等,这些指标都有其相应的临床意义,但从胰腺癌筛查的角度,肿瘤标记物的意义有限,由于胰腺解剖的特殊性、胰腺癌低血运表现,超声对早期胰腺癌检出的意义也较小。

鉴于胰腺的解剖特点和生物学特性、胰腺癌的血运特点等,目前临床常用、有效的胰腺癌筛查检查包括以下几种。① CT,尤其是针对胰腺癌的特殊 CT:即增强、薄层、多期扫描技术;② MRI 和 / 或磁共振胆胰管成像(MRI+MRCP),包含薄层、多序列等扫描;③内镜超声和 / 或内镜超声穿刺活检；④可辅助应用多种肿瘤标记物的组合等。

专家建议：对有胰腺癌筛查需求的人群，宜遵循少而精的原则，咨询专业医生，选择性挑选数项针对胰腺癌的筛查项目，可达到事半功倍的效果。

6 正常胰腺细胞是如何发展成癌细胞的，为什么胰腺癌的预后差

研究发现胰腺癌的自然病程明显超出了人们对其生存期的认知。胰腺癌的发生发展可以分为以下几个阶段。

第一阶段：从正常胰腺细胞恶变至原位癌，平均需要 11.7 ± 3.1 年，在这一阶段，患者没有任何不适的表现，现阶段的影像学和化验检查也是正常的，此时胰腺癌处于"隐蔽状态"。

第二阶段：从原位癌转变为胰腺癌，平均需要 6.8 ± 3.4 年，该阶段大部分患者也没有不适的表现，部分患者可能出现一些轻微的、无特异性的症状，如腹胀、消化不良等表现，即使化验检查也很难有阳性发现。

第三阶段：从胰腺癌发生转移到患者死亡，平均 2.7±1.2 年，该阶段才是目前临床发现的主要患者群体。

因此，可以看出胰腺癌的自然病程可以到 20 年以上，整体疗效差的主要原因之一是：一经发现已是晚期。现有的相关数据也佐证了这一事实。

☆世界范围内胰腺癌的早期诊断率仅仅为 5%，早期胰腺癌手术切除率 90%～100%，早期胰腺癌 5 年生存率 70%～100%。

☆胰腺癌确诊时，可手术切除的概率为 15%～20%，局部进展期占 30%～40%，有远处转移的概率约 50%。

☆胰腺癌切除后 5 年生存率 15%～20%，10 年生存率 3.9%；术后 1 年内复发转移率高达 50%～100%。胰腺癌术后并发症发生率 40% 左右，死亡率 0～5%。

☆胰腺癌靶向治疗药物如奥拉帕利（该药仅对 BRCA 基因突变阳性患者有效），而胰腺癌患者 BRCA 突变的概率仅为 4%～7%，整体胰腺癌人群靶向治疗获益少。

☆免疫治疗药物 PD-1/PDL-1 抑制剂仅对错配修复基因 [微卫星高度不稳定性（MSI-H）] 阳性患者有效，对其他胰腺肿瘤疗效明显下降。令人遗憾的是，胰腺癌 MSI-H 的发生率国内报道为 3%，国外仅 2%。

☆胰腺癌患者 5 年生存率整体上为 7%～10%，局部进展期胰腺癌 5 年生存率几乎为 0；有远处转移的胰腺癌 55% 患者生存期小于 2 个月，仅 8% 的患者生存期超过 1 年。

上述数据充分证明了胰腺癌早期发现早期治疗的重大意义。

7 为什么确诊的胰腺癌患者大部分处于晚期

在门诊听到家属或患者问得最多的一句话多是："为什么胰腺癌一经发现就是晚期？"主要原因有以下几点。

（1）胰腺的特殊解剖位置：胰腺位于腹腔的最深处，周围被胃、小肠、结肠、肝脏等脏器覆盖，由于位置深在，又有诸多脏器遮挡，所以胰腺肿瘤不易被发现。

（2）目前常用检测手段的灵敏度、特异度低：因为受胃肠蠕动、空腔脏器内气体等的干扰，经超声早期发现胰腺癌的难度较大。CT、MRI 是早期发现胰腺癌的主要技术手段，但必须依靠薄层、多期、增强扫描的针对胰腺的技术手段才能提高检查出率。内镜超声是有创性检查，而且受操作者技术水平的影响较大。而多期、薄层、增强 CT 和 MRI 以及内镜超声目前还不是常规的体检项目。

（3）患者及家属的警惕性不高：这也是最关键的，是影响胰腺癌早期发现的主因，甚至首诊医生也没往这方面想。因此，"一经发现就是晚期"的更准确的说法是"患者到了晚期才去看病"，需患者和家属警惕。

胰腺癌具有高发病率、高死亡率、高复发转移率、高手术风险和低早期诊断率、低手术切除率、低药物有效率、低5 年生存率、低生活质量的"四高五低"特点。近年来，胰腺癌的发病率和死亡率逐年升高，目前在中国胰腺癌的发病率位列恶性肿瘤的第 10 位、死亡率的第 6 位；预计到 2030年，胰腺癌的死亡率将飙升到第二位，仅次于肺癌。

以下一组数据说明了胰腺癌高度的凶险性：①胰腺癌确诊时，早期胰腺癌比率仅占 5%，即使可切除胰腺癌，手术后 5年生存率也在 27% 左右；②局部进展期胰腺癌占 30%～40%，治疗后鲜有 5 年生存者；③胰腺癌确诊时，有远处转移的占比高达 50%，遗憾的是近 55% 的患者生存期不到 2 个月；④仅有不到 8% 的患者生存期超过 1 年；⑤我国胰腺癌总体 5 年生存率为 7%～10%，是 5 年生存率仍为个位数的主要恶性肿瘤；⑥近 30 年来胰腺癌 5 年生存率从 5%，提高为不到 10%。

基于以上原因，胰腺癌常被人们称之为"癌中之王"。

8 胰腺癌防治难在哪儿，应该如何做才能提高胰腺癌的防治效果

前面我们说到，胰腺癌被称为"癌中之王"，人们谈之色变。那么胰腺癌的防治为什么那么难呢？主要有以下几点。

（1）诊断难，尤其是早期诊断难。解决之道是筛查。因为胰腺脏器埋藏得比较深，在腹腔后靠近脊柱的地方，前面有胃肠以及肝脏，而且这些疾病的症状基本都一样的。早期胰腺癌没有明显症状，等到有明显的症状以后去就诊，基本上已经是中期和晚期。所以很多患者等到真正出现了疼痛、黄疸等比较严重症状的时候，往往已经是到中晚期了。

所以胰腺癌的早期筛查尤为重要。针对胰腺癌，目前CT、MRI是最主要的筛查手段。不过CT检查是指胰腺专用的CT扫描技术，普通CT可能会把一些肿瘤漏掉。目前胰腺癌主要的筛查手段为薄层、增强、多期CT扫描以及增强、多序列MRI检查。一般来说45～50岁，就可以进行胰腺癌筛查了。高危人群（胰腺癌高危因素包括肥胖、2型糖尿病、慢性胰腺炎，或者过去有消化道、胆道良性疾病手术的病史者）或家族有2例一级亲属罹患胰腺癌（家族性胰腺癌）的人群，建议筛查的年龄提前10岁。

（2）治疗难，根治手术是最有可能治疗胰腺癌的手段，但临床很多患者没有手术机会。目前其他的治疗手段疗效不尽如人意。解决之道是综合治疗。

☆手术非万能，仅两成患者适合。临床中，15%～20%左右的胰腺癌患者适用手术治疗，70%～80%的患者不适合手术，或者需要在手术前做一些药物治疗（新辅助治疗），让患者肿瘤体积缩小，降低肿瘤分期再手术，这在临床上叫肿瘤降期。但胰腺癌降期的比例也很低，比如胃癌通过化疗降期后 70% 左右都可再手术，而胰腺癌通过化疗和放疗后降期的比例只有 20% 左右。

☆胰腺癌的手术很难。如胰头癌的胰十二指肠切除术要切除胰腺的胰头，以及其他相关联的部分胃、十二指肠全部、胆道中下段、胆囊、15 ~ 20 厘米的空肠，要做 4 ~ 5 个吻合口来重建消化道，手术时间较长，风险比较高，术后并发症发生率也比较高。

其实胰腺癌是一个全身性疾病，从治疗方法上来看，手术和放疗是局部治疗，药物治疗是全身治疗，所以多学科（手术、化疗、放疗等）综合治疗在所有肿瘤治疗中都是很重要的，胰腺癌也不例外。局限在胰腺、没有转移的胰腺癌主要依靠手术；化疗、放疗或者物理治疗也是胰腺癌重要的治疗方式。胰腺癌术后大部分患者都需要化疗，因为化疗可以预防或减缓手术后胰腺癌的复发转移。

☆手术是胰腺癌最主要的治疗方法，但手术难，术后并发症多，解决之道是严格掌握手术适应证，积极预防和早期处理并发症。

胰腺癌术后有三种常见并发症：①胰瘘，因胰腺跟小肠连接的胰管很细（几毫米），手术后愈合时容易出现问题；

②出血，因为胰腺牵扯的脏器太多，周围血管多，再加上黄疸会损害肝脏功能，而肝脏与凝血功能有关，会对凝血功能造成不利影响；③术后功能性胃排空障碍（俗称胃瘫），个别患者术后 1 个月、2 个月甚至 3 个月都不恢复。

胰腺癌的相关并发症基本上都发生在患者住院期间，故并发症预防胜于治疗。对于胰瘘：主要是增加营养、减少分泌、充分引流、预防感染等，大部分经非手术治疗可愈合。对于术后出血：少量的出血，通过使用止血药物或输血等非手术就能缓解，亦可以通过胃镜和介入栓塞去止血；但短时间、大量出血还是需要通过第二次手术止血。对于功能性胃排空障碍，主要通过增加营养，促进胃肠道功能蠕动。这个并发症和患者的情绪有关系，因此术后患者心理疏导也很关键。

9 老年人易患胰腺癌（恶性肿瘤）的原因是什么

一般来说恶性肿瘤的发病率从 40 岁后呈指数增长，其中的原因有以下几点。

研究发现：恶性肿瘤的发生概率（p）＝细胞分裂累计次数（a）× 每次分裂产生突变数目（b）× 突变基因致癌的概率（e）。

e：对每个人都是一样的，即不同组织细胞突变基因致癌的概率是一样的，关键因素是 a 和 b 两个变量。

a：岁数越大的个体，自然细胞需要分裂次数越多，分裂次数越多，恶性肿瘤的发生率就越高，老年人自然细胞分裂累计次数多，所以老人容易得癌症。

b：器官受损伤越多，修复就越多，长期器官损伤、反复修复易诱发癌症。年龄越大，自然机体器官受损伤的概率和时间长度就越大，发生癌的概率也就越高。如日光的照射：损伤皮肤细胞，皮肤晒伤次数和皮肤癌直接相关；抽烟或重度空气污染：损伤肺部细胞，长期抽烟容易得肺癌；刺激性和污染的食物：损伤消化道表皮细胞，如胃癌、食管癌等。

因此，年龄越大，细胞分裂的次数越多，a 变量就会越大；年龄越大，外界的致癌因素叠加的量自然就会越来越大，b 变量也会随着年龄的增加越来越大；恶性肿瘤发生的概率就会加大。

10 胰腺癌和新发糖尿病有什么关系

2015 年，国际慢性胰腺炎、糖尿病和胰腺癌联盟（CPDPC）纳入 10 000 名年龄 50 岁以上、新发糖尿病、慢性胰腺炎的人群队列，评估他们 3 年内罹患胰腺癌的风险。另有研究者还收集 2 500 名年龄 50 岁以上同样疾病的人群，每 6 个月收集一次血液及临床信息，探索胰腺癌和 2 型糖尿病的关系。研究的初步结论如下。

（1）≥ 50 岁的新发糖尿病人群胰腺癌风险增高。

（2）长期存在的 2 型糖尿病（超过 5 年），发生胰腺导管腺癌的风险增加 1～1.5 倍。

（3）对于患有 2 型糖尿病不到 1 年的人群，胰腺导管腺癌的相对风险增加 5.4 倍。

（4）50 岁以后新发糖尿病患者，3 年内胰腺癌的发病率为 1%～2%。

（5）胰腺导管腺癌的患者中，约有 80% 的患者有异常的空腹血糖或葡萄糖耐量检测异常。

（6）诊断胰腺导管腺癌前 24～36 个月发现的新发糖尿病，多数患者通过切除肿瘤得以改善。

综上：2 型糖尿病，尤其是新发糖尿病是胰腺癌的高危因素，两者关系密切。所以对于 2 型糖尿病，尤其是新发糖尿病的人群应高度警惕胰腺癌的风险，建议进行必要的检查，以排除胰腺癌的可能。

11 胰腺癌和慢性胰腺炎有什么关系

2015 年，CPDPC 研究还有以下结论。

（1）慢性胰腺炎患者患胰腺癌终生风险是普通人群的 16 倍。

（2）随访时间越长，胰腺癌的风险越低，但在随访 9 年后仍高出 3 倍。

（3）只有不到 5% 的慢性胰腺炎患者发展为胰腺癌。

（4）慢性胰腺炎患者胰腺癌风险增加的可能原因还包括：烟草、酒精和导致致癌作用的慢性炎症。

（5）只有一小部分慢性胰腺炎发展为胰腺导管腺癌（PDAC），要将患病人群作为潜在高危筛查群体早期进行胰腺导管腺癌检测，还需要进一步建立识别风险非常高的亚型。

因此，对慢性胰腺炎患者，推荐定期的胰腺癌筛查，以期发现早期胰腺癌，给予早期治疗，改善疗效。

症状与临床表现篇

12 胰腺癌的腹部不适、腹痛腹胀有什么特点

腹部不适和腹痛腹胀是腹腔内所有脏器发生各种病变后最常见的表现。腹腔所涉及的脏器包括消化系统的食管、胃、小肠（十二指肠、空肠、回肠）、大肠、肝脏、胆囊、胆管、胰腺、脾脏，泌尿生殖系统的肾脏、膀胱、输尿管、子宫、卵巢等，所涉及的病变种类包括各种炎症类病变（感染）、结石、肿瘤（良性和恶性）等，当然也包括胰腺癌。

腹部不适和腹痛腹胀等症状与腹部脏器的不同病变没有特异性关联，包括上面提到的不同脏器的不同疾病。一般来讲，良性疾病的腹部不适和腹胀表现的特点是症状相对较轻，经过相应治疗后会很快缓解，较少伴有消瘦等其他表现。恶性肿瘤尤其是胰腺癌的特点是腹部不适和腹痛腹胀早期也可能表现得相对较轻，经过相应治疗后也会缓解，但总的趋势是不会消失，反而会逐渐加重，缓解的间歇期逐渐变短，直至变成持续性不适。这个演变过程的时间长短可能因人而异，大多数人会有上腹不适、腹胀→腹痛→腰背部束带感→腰背部剧痛的过程演变，但是否都遵循这个程序或跳跃式发展因人而异。在演变的过程中多数人会出现消瘦（体重下降）、黄疸（皮肤巩膜黄染、皮肤瘙痒、小便发黄、大便颜色变浅）等。

"最好的医生是自己"，虽然胰腺癌的表现千差万别、没有特异性，但细心观察和仔细甄别，对胰腺癌的早期诊断是有帮助的。因此，出现腹部不适、腹痛腹胀等常见的症状时，要仔细观察和记录：①发生的时间、程度、间歇时间、频率。②是否有诱因。③能否自行缓解及如何缓解。④是否伴发其他不适。⑤与之前对比症状是不是逐渐加重，不适缓解的间歇期是不是逐渐缩短，甚至发展成了持续性。⑥是不是出现其他症状如消瘦、黄疸、血糖升高或波动等。如果这些问题的答案是肯定的，那就应尽快到医院就诊并进行相应的检查，排除胰腺癌的可能。相关的检查建议影像学检查如CT、MRI、超声等，以及肿瘤标志物如CA19-9、糖类抗原242（CA242）等。

找专业医生咨询和处理，做到早期诊断、早期治疗，达到最终改善胰腺癌疗效的目的。

13 为什么胰腺癌患者会出现难以忍受的疼痛

胰腺癌的疼痛发生率高，程度最重。胰腺癌的疼痛多表现在腹部和 / 或腰背部，肿瘤晚期多持续发生，夜间（凌晨 2 点左右）最重，患者多屈膝半坐位，夜不能寐，严重影响生活质量。

胰腺癌患者之所以会出现如此严重的疼痛，其原因有以下几点：①胰腺的解剖特点，胰腺位于腹腔最深处，后面紧邻腹腔神经丛，如肿瘤生长超出胰腺范围，尤其是向后方生长浸润为主，就极易侵犯神经丛，导致严重的疼痛。②嗜神经浸润是胰腺癌特有的生物学行为，极易侵犯神经。③胰腺癌导致梗阻，如胆道、胰管梗阻，也会加重疼痛的程度。④胰腺癌容易转移到肝脏、骨骼等部位，尤其是转移到骨骼会导致或加重疼痛。

临床上治疗胰腺癌所致疼痛的方法包括：①治疗或控制肿瘤，是解除疼痛最根本的措施，包括手术、化疗、放疗等。②神经阻断，包括手术、物理或化学等方法行神经阻滞或阻断。③止痛和／或镇静药物，最好在专业医师指导下，依据病情、疼痛分级或分度，按阶梯给予止痛治疗。

14 小便发黄仅仅是因为"上火"吗

小便发黄是人们日常生活中经常面对的现象，尤其是早晨第一次排出的小便，或者是在我们喝水少、"上火"，及服用某些药物如维生素 B 和磺胺类药物时，也会出现小便发黄的现象。但这些表现多是短暂的，一般较轻，经多喝水、对症处理，停用药物后会很快消失。

小便发黄是某些疾病的早期表现，和小便发黄相关的疾病都有哪些呢？临床上，导致小便发黄相关的疾病主要是引起黄疸的各种疾病。主要包括以下三类：①导致肝前性黄疸的疾病，如溶血性疾病；导致肝性黄疸的疾病如各种类型的肝炎（甲型、乙型、丙型肝炎，药物性肝炎以及各种原因所致的肝脏损害等）。②导致肝后性黄疸的疾病（主要是引起梗阻性黄疸的疾病）如肿瘤（胰腺癌等）、胆道结石、胆道炎症等。③肿瘤等疾病引起的黄疸多是梗阻性黄疸、所导致的小便发黄多是进行性加重，由淡黄逐步到深黄，直至浓酱油色，并逐步伴发出现巩膜皮肤黄染、皮肤瘙痒，并出现因难以忍受的瘙痒而致患者过度抓挠皮肤致破损、感染、化脓等皮肤表现；同时，大便颜色会逐步变浅变白，直至出现白陶土色大便。

因此，对于小便发黄的人群，首先要寻找日常生活中的原因，如喝水少、服用某些药物等，这些因素改变后再观察小便颜色是否恢复正常。如小便颜色未恢复并逐渐加深，要高度警惕。观察小便颜色变化要在每天的同一时间段观察，同时关注皮肤、巩膜、大便的颜色，如出现相应的变化，应尽快到医院就诊，进行相关的检查。主要检查包括肝功能（了解肝脏的酶类、胆红素、肝炎指标等）；还应行影像学检查，主要包括 CT、MRI、超声等。一定要找专业医生咨询和处理。

胰腺癌为什么会引起小便发黄？发生在胰头靠近胆总管部位的肿瘤增大，压迫或侵犯胆总管致其完全堵塞，胆道内压力升高到一定程度时，胆汁会进入血液形成胆汁血症，经肾脏排除使小便颜色变黄，并因胆道阻塞的逐渐加重致小便颜色渐渐加深。正常状态下胆汁进入消化道帮助消化吸收，对人体是有益的；病理状态下胆汁进入血液形成胆汁血症，胆红素对肝脏、肾脏、心脏、神经、皮肤等多脏器都是有害的。

通过对小便颜色的动态观察，发现进行性加深后及时就医，尽早发现胰腺癌，做到及时诊断、尽快治疗，达到最终改善胰腺癌疗效的目的。

15 胰腺癌患者为什么易伴发黄疸

胰腺癌容易伴发黄疸，是胰腺癌主要的临床表现之一。那么胰腺癌为什么出现黄疸，哪些胰腺癌患者容易伴发黄疸？

基于胰腺特有的解剖特点，胰腺癌较早出现黄疸的情况以胰头癌多见，但随着肿瘤的进展，到肿瘤的中晚期，任何部位的胰腺癌都可以出现黄疸。

原因一：这是胰腺特有的解剖特点决定的。人类消化道最复杂的部分在十二指肠降段壶腹部，这里是三个入路的汇合点：①消化道（口腔—食管—胃—十二指肠—小肠—结肠—肛门）的主通道；②胆道入口（胆汁排入主消化道）；③胰管入口（胰液排入消化道）。十二指肠壶腹部是以上三个入路的汇合点。而胰腺（包括钩突）紧紧贴邻该汇合点，因此，胰腺癌尤其是胰头部癌，极易压迫或侵犯该汇合点，导致胆管和/或胰管的堵塞，形成黄疸。

原因二：胰腺癌恶性度高，出现腹腔淋巴结转移的概率高、速度快。任何部位（胰头、胰体、胰尾）的胰腺癌发生胆管周围淋巴结转移或肿瘤的直接浸润至胆道狭窄或梗阻，也可以形成黄疸。

原因三：胰腺癌最容易转移到肝脏，当多发转移、压迫或侵犯肝内胆管，或致肝脏细胞功能受损时，也可以导致黄疸。

因此，黄疸是胰腺癌特征性的临床表现，长期黄疸会严重影响健康甚至对生命造成威胁，所以胰腺癌出现黄疸后应高度重视，并积极处理。

16 胰腺癌伴发黄疸有何特点，对人体有何危害

胰腺癌伴发的黄疸多为梗阻性黄疸，尤以胰头部癌瘤压迫或直接浸润胆管导致的黄疸多见，以进行性加重为特点。当肿瘤进展至中晚期，可能出现不同类型的黄疸，或者是混合型黄疸。

临床上以黄疸形成的原因可以分为肝前性、肝性、肝后性（梗阻性）黄疸。肝前性黄疸多为血液性疾病所致；肝性黄疸则以各种类型的肝炎如甲型、乙型、丙型、药物性肝炎多见；肝后性黄疸多以肿瘤、结石、炎症等原因致胆管狭窄或堵塞引起。

以临床处理黄疸的方式，分为内科性和外科性黄疸，顾名思义是以内科或外科为主处理的黄疸。但随着科技的发展和进步，学科交叉，这种分类已经越来越模糊。

胆汁经肝脏分泌（成人每天约 1 000 毫升）—进入毛细胆管—进入不同级别的胆管—进入胆囊（浓缩、储存）—经胆总管—十二指肠乳头部（依据进食、消化的需求适时开放Vater式括约肌）—胆汁排入十二指肠，帮助消化。当胆道梗阻，胆汁不能排入消化道，胆道压力会逐渐升高，胆管扩张。当胆道压力超过毛细胆管壁的张力，胆汁就会进入血液循环至全身，出现巩膜（眼睛）黄染、皮肤黄疸、皮肤瘙痒、小便黄、大便发白或陶土色等症状和体征。

正常情况下，胆汁进入消化道帮助消化，是有益的，但胆道梗阻、胆汁进入血液循环至全身，对全身脏器是有害的，如可导致肝脏损害、肝功能异常（凝血机制下降、易出血等），肾脏损害、肾功能障碍甚至肾衰，心脏功能受损、心律失常等，神经系统受损等。黄疸持续加重，可导致全身多脏器功能受损，甚至多脏器功能衰竭，严重影响胰腺癌的治疗，降低生活质量，直至危及生命。因此，对胰腺癌伴发黄疸，必须高度重视，妥善处理。

17 胰腺癌患者发生黄疸、出现痛不欲生的瘙痒，应该怎么办

胆汁中的胆红素进入血液后，就会形成黄疸，导致皮肤、巩膜黄染，小便黄、大便发白或陶土色，还会对机体诸多脏器和系统造成伤害。胆汁的成分和代谢产物顺血液循环沉附在皮下，就会表现为明显的瘙痒，患者反复抓挠会产生皮肤破溃感染等，重者奇痒难忍，痛不欲生。

那么应该如何治疗瘙痒呢？首先可以皮肤外用一些尿素软膏等止痒药物对症治疗，而解除黄疸的根本办法是控制肿瘤。在无法控制或不能短期控制肿瘤的情况下，可以临时或长期实施解除黄疸的方法有：①经皮经肝穿刺胆道引流术（PTCD）；②经内镜鼻胆管引流术（ENBD）；③胆囊造瘘术等。

18 出现不明原因消瘦，会是因为胰腺癌吗

　　胰腺癌早期多没有什么不舒服的表现，即使肿瘤发展到中晚期也缺乏典型的临床表现，可能仅仅有进食后上腹胀满或隐痛不适、腹泻，极易被误诊为"胃病""消化不良"，再发展到一定程度可能会出现明显腹痛或腰背痛，若肿瘤压迫胆道可出现皮肤、巩膜黄染，小便颜色加深呈酱油色，大便颜色变白或呈陶土色，皮肤瘙痒等特征性表现。

　　但是胰腺癌的一个典型表现是：多伴有容易被患者和家属忽视的、不明原因的消瘦（体重下降），体重下降可达数千克至几十千克不等。

　　一般来讲，消瘦多在刻意减肥、糖尿病控制不佳、甲状腺功能亢进、极度创伤（身体和心理）等明显的诱因下发生。对于出现不明原因的消瘦同时存在消化道症状，如进食后上腹胀满或隐痛不适、腹泻、消化不良等不典型性表现，不能单纯地认为是"胃病""消化不良"等，应该想到有胰腺癌的可能，应及时就诊，进行相应的检查，如肿瘤标志物〔CA19-9、癌胚抗原（CEA）、CA-242、CA-125 等〕、影像学检查，推荐 CT（薄层、增强、多期）、MRI（平扫＋增强）等。超声受肠管和胃内气体和胃肠蠕动的影响，对胰腺癌的检查灵敏度不高，不建议用作早期胰腺癌的筛查。经有经验的医生详细问诊并仔细检查，必要时需穿刺活检，行病理细胞学诊断，因为组织细胞学诊断是胰腺癌诊断的"金标准"。

怀疑患有胰腺癌的患者应及早就诊，进行规范化的治疗。

19 胰腺继发性肿瘤（转移性胰腺癌）有哪些特点

发生在胰腺的肿瘤大部分为原发性肿瘤，且极易转移到其他器官如肝脏、肺、骨骼等。胰腺继发性肿瘤（转移性胰腺癌）是指其他脏器的恶性肿瘤转移到胰腺，这种现象相对少见。但是近年来，胰腺继发性肿瘤的报道也在逐渐增多。

从文献报道的数据看身体其他器官肿瘤发生胰腺转移的概率差异较大，从 1.6% 到 15% 不等。

继发性胰腺肿瘤在临床上容易被忽视。发生胰腺转移的肿瘤按其发生的频率排序依次为肺癌、肾癌、乳腺癌、胃癌、结肠癌或直肠癌、卵巢癌、宫颈癌、甲状腺癌、绒毛膜癌等，此外有骨肉瘤、黑色素瘤、平滑肌肉瘤、软骨肉瘤、脂肪肉瘤等。

发生转移的时间间隔多在 0 ~ 3 年，不同器官原发肿瘤发生胰腺转移的间隔时间差别很大，有报道称一例肾透明细胞癌患者，术后 18 年发生了胰腺转移。胰腺转移性肿瘤可为单发或者多发性病灶，以多发转移灶较为多见，也可表现为整个胰腺的弥漫性受侵。

继发性胰腺肿瘤的临床表现差异很大，约 1/3 的患者没有明显的症状。常见的症状为腹痛、腹部不适、体重下降和梗阻性黄疸等；肺癌发生胰腺转移后，少数病例可伴发急性胰腺炎。

继发性胰腺肿瘤的影像学特征表现无特殊，不同器官、不同种类的原发肿瘤，其胰腺转移灶的影像学表现差异也很大。

继发性胰腺肿瘤与原发胰腺肿瘤鉴别诊断较为困难，影像学检查，尤其是超声内镜引导下细针穿刺活检术（EUS-FNA）行组织细胞学检查，可提高明确诊断的概率。继发性胰腺肿瘤有第一原发癌的病史，在后期复查过程中发现胰腺肿瘤时，要提高警惕，注意区分是原发性还是继发性肿瘤。

继发性胰腺肿瘤接受治疗时肿瘤分期往往较晚，可手术切除的比例较小。继发性胰腺肿瘤是否手术要考虑下列几个因素：①原发器官肿瘤的生物学特性、恶性特征、分期早晚等。②发生继发性胰腺肿瘤的间隔时间，间隔时间越长，手术后的效果越好。③发生继发性胰腺肿瘤的大小、数目，一般来说，单发肿瘤或经影像学评估肿瘤属于可切除的，方可考虑手术治疗。④是否有胰腺外脏器和器官的转移。⑤患者的整体状况和意愿等因素。

如继发性肿瘤局限于胰腺，单发，原发器官肿瘤治疗后生存时间较长（间隔 2 年效果会更好），无胰腺外其他部位转移，患者一般状况能胜任手术，患者和家属有意愿接受手术者，可选择手术切除。术后依据病理结果酌情采取化疗和 / 或放疗或介入治疗等综合治疗。

多数病例没有手术机会，可采用化疗和 / 或放疗或介入治疗等综合治疗。伴发黄疸、消化道梗阻、疼痛等症状时可采取对症处理方式。

诊断与鉴别诊断篇

20 胰腺癌是如何划分早、中、晚期的

　　肿瘤分期和肿瘤的诊断在治疗中都是必须的。胰腺癌的分期最简单的是科普式分期，即早期、中期、晚期。早期是指肿瘤位于局部，可以切除的胰腺癌；中期是指不能切除，没有远处转移的胰腺癌；晚期是指已经有远处转移的胰腺癌。

　　医学上最常用的是 TNM 分期法，它也是目前国际国内通用的分期方法。T 是指原发肿瘤的情况，N 指区域淋巴结转移的情况，M 代表远处转移的情况。T 分为 T0、T1、T2、T3、T4，N 分为 N0、N1、N2，M 分为 M0、M1，数字越大，分期越晚，临床上根据 TNM 的组合分为Ⅰ期、Ⅱ期、Ⅲ期和Ⅳ期，Ⅰ期为早期，Ⅳ期为晚期。

　　另外，胰腺癌还有特有的分期法即外科分期法，它依据胰腺癌能否手术切除分为可切除胰腺癌、交界可切除胰腺癌、不可切除胰腺癌。

21 早期胰腺癌、小胰腺癌、微小胰腺癌、胰腺原位癌是如何定义的

早期胰腺癌是指肿瘤最大径小于 2 厘米，肿瘤位于胰腺内，没有淋巴结转移的胰腺癌。小胰腺癌是指肿瘤最大径小于 2 厘米的胰腺癌。微小胰腺癌是指肿瘤最大径小于 1 厘米的胰腺癌。胰腺原位癌是指局限于黏膜内的恶性肿瘤，肿瘤没有突破基底膜，是属于胰腺癌的极早期。

早期胰腺癌、小胰腺癌、微小胰腺癌、胰腺原位癌，一般没有明确的临床症状，患者多是无意中或者通过定期体检发现的。从临床上来看，胰腺原位癌的治愈率非常高，预后最好，其次是微小胰腺癌、早期胰腺癌。它们多可以通过手术切除达到临床治愈。

因此，特别强调定期体检的重要性，尤其是胰腺癌的高危人群，定期体检是十分必要的。

22 胰腺癌患者一定会出现肿瘤标记物的升高吗

　　胰腺癌的主要标志物是 CA19-9。它是目前针对胰腺癌检测较好的肿瘤标志物，其敏感度和特异度分别为 78.2% 和 82.8%。CA19-9 升高多见于进展期胰腺癌，对于早期胰腺癌和癌前病变的敏感性很低。对于肿瘤最大径 ≤ 2 厘米的 T1 期胰腺肿瘤，CA19-9 阳性率仅 37.5%。

　　所以，胰腺癌患者不一定会出现肿瘤标志物升高。

　　CA19-9 不仅仅在胰腺恶性肿瘤患者中升高，以下情况也可出现升高：①其他恶性肿瘤如结直肠癌、胆囊癌、胆管癌、肝癌和胃癌等。②胰腺其他肿瘤或肿瘤样疾病，如胰腺实性假乳头状瘤、胰腺导管内乳头状瘤、慢性胰腺炎等。③良性疾病如阻塞性黄疸、肝硬化、胆管炎和其他胃肠道疾病，可致 CA19-9 升高，甚至感冒、腹泻等有时可导致 CA19-9 轻度升高。④服用某些中药，如黄芪等也可导致 CA19-9 升高，最高可至 1 000U/ml，停止服用后 CA19-9 可逐渐恢复正常。⑤ 5% ~ 10% 的人群是路易斯（Lewis）抗原阴性个体，CA19-9 分泌非常稀少甚至没有分泌，这类人群即便罹患胰腺癌，CA19-9 也不升高。因此，CA19-9 在临床上主要是作为监测肿瘤进展和治疗反应的标志物。

除了 CA19-9 外，临床常用的和胰腺癌有关的肿瘤标志物还有以下几种：CEA、糖类抗原 125（CA125）、CA242 等。临床上常联合应用肿瘤标志物检查，尤其在胰腺的早期诊断及治疗中非常重要。研究显示联合血清 CA19-9、CEA、CA125 和 CA242 诊断胰腺癌的敏感度和特异度分别为 90.4% 和 93.8%，明显高于单一标志物检测胰腺癌的准确率。

综上所述，肿瘤标志物的升高可见于胰腺癌，也可见于其他恶性肿瘤、良性疾病，甚至服用某些药物。肿瘤标志物正常也不能排除胰腺癌。对于标志物的升高，要有专业医生进行综合判断，必要时可行肿瘤标志物的动态观察，进一步行胰腺癌的影像学检查。以期尽早发现胰腺癌，从而取得最佳疗效。

23　胰腺癌患者 CA19-9 检测有哪些临床意义

　　CA19-9 是目前临床上应用最广、临床意义最大的胰腺癌肿瘤标志物。但遗憾的是 CA19-9 血清浓度与胰腺癌的分期等有关，晚期患者阳性率高于早期，早期或小胰腺癌 CA19-9 检测水平可以正常（直径 ≤ 2 厘米的 T1 期胰腺癌 CA19-9 阳性率仅 5.3% ~ 7.5%）。CA19-9 在其他胃肠肿瘤（肝脏、胃、结直肠、胆道等）以及良性疾病（炎症、感冒、腹泻、结石等）也可以升高，甚至在服用某些药物如中药（黄芪）后也可以升高。在某些胰腺癌患者，在晚期阶段 CA19-9 也可不升高或完全正常。

　　因此，虽然 CA19-9 是目前胰腺癌最常用的肿瘤标志物，但远远不能满足临床需求，尤其在胰腺癌的诊断方面，必须更多地结合影像学检查，尤其是组织细胞学结果。

　　那么 CA19-9 作为胰腺癌最常用的肿瘤标志物的临床意义是什么呢？

（1）CA19-9 作为胰腺癌筛查（早期诊断）作用有限，对小胰腺癌的诊断价值不大。

（2）CA19-9 对晚期胰腺癌有较高的诊断价值。

（3）CA19-9 可用于术前评估和预后判断：CA19-9 越高，治疗效果越差。术后 CA19-9 下降或恢复正常，提示切除干净，再次升高多提示肿瘤复发转移。

（4）疗效观察：各种治疗（化疗、放疗、靶向治疗等）后 CA19-9 下降说明效果好；下降后再升高多预示肿瘤复发，或治疗疗效不佳。

24 胰腺癌影像学检查的临床意义是什么

影像学在胰腺癌诊断和治疗中的价值和意义是所有肿瘤中最大的。影像学检查可以发现病灶、判断肿瘤性质、进行临床分期、可切除性判断、指导治疗、评估预后等。

（1）发现病灶：由于胰腺解剖位置深在、被覆多个空腔脏器、现有影像技术分辨率低等诸多因素，使胰腺癌的检出率，尤其是早期胰腺癌的检出率非常低，文献报道小于5%。因此，如何早期发现胰腺占位是诊断胰腺肿瘤的第一要务。

（2）判断良恶性：一般说来，对于胰腺肿瘤，除非明确诊断的良性肿瘤（如单纯性囊肿、血管瘤、浆液性囊腺瘤等）且病灶相对较小、无压迫症状、患者自身状况不能耐受手术等，都应予以切除，尤其是恶性肿瘤、交界性肿瘤、有恶变倾向的肿瘤、有压迫症状或肿瘤本身所分泌激素导致机体激素平衡异常者更应积极考虑手术治疗。因此，影像学检查给予临床医师肿瘤性质的倾向性提示是非常必要的。

（3）临床分期：胰腺癌的临床分期多遵循TNM分期法，影像学检查可以指导分期。

（4）可切除性判断：胰腺手术复杂，并发症率（40%）和死亡率（0～5%）高，胰腺癌探查率高（切除率20%～30%），手术后复发转移率高且转移早（1年内复发率80%），因此，在术前更准确地判断可切除性是避免患者接受不必要手术的基础。对胰腺癌可切除性的判断，主要包括：①肿瘤对毗邻脏器是否侵犯和侵犯的程度；②对周围主要血管是否侵犯及侵犯的程度；③腹膜、网膜的种植转移；④远隔脏器是否有转移；⑤是否有腹水等。

（5）指导治疗：影像学检查是判断能否手术和确定放疗野、放疗剂量、放射深度等的主要依据，可协助计算肿瘤体积，指导间质化疗等。

（6）评估疗效：影像学检查是判断术后肿瘤是否复发转移，评估化疗、放疗及靶向等治疗后是否有效的主要手段。

（7）随诊和评估预后：影像学检查是胰腺癌临床分期的主要依据。准确的临床分期取决于影像学检查获取尽可能详尽、准确的数据资料。

25 超声检查在胰腺癌诊治中有哪些优势和劣势

超声检查因高效、便捷、无创等优点，已成为目前临床应用最广的影像学检查方法之一，被称为"肿瘤科医生的听诊器"。那么超声检查在胰腺癌诊治中有哪些优势和劣势呢？

首先，在胰腺癌诊断方面，超声诊断具有便捷、无创的优点，尤其是当胰腺癌生长到一定大小的时候。其次，超声引导下胰腺肿物穿刺，也是获取组织细胞学诊断、获取组织进行基因检测以指导靶向治疗的主要手段之一。第三，在胰腺癌疗效评估、随诊方面（在胰腺癌治疗中和治疗后的疗效评估、复发转移的早期发现），超声检查都显示出了高效、便捷的优势。另外，新技术和超声检查的结合，如超声造影检查等，可以改善和提高超声在胰腺癌诊治中的优势。

但是对于早期胰腺癌，因为肿瘤体积小，另外从解剖上讲胰腺在腹腔内"隐藏"很深，再者胰腺前面有内含气体、不规律蠕动的空腔脏器胃和小肠的遮盖等，这些不利因素导致超声检查的效果受到干扰，所以超声检查在胰腺癌的早期诊断方面价值有限。

另外，超声检查的效果除了受胰腺特殊的解剖特点、胰腺癌的大小等不利因素影响外，还受部位、检查者的经验等多因素的影响，而且，检查者的经验对结果的影响要明显大于 CT、MRI 检查。因此，在胰腺癌的诊治过程中选择何种检查，应在主管医师的指导下合理选择。

26 CT 检查在胰腺癌诊治中有哪些优势和劣势

CT 因其具有无创、密度分辨率和时间分辨率高及重复性好等优点，是胰腺癌最主要的影像学检查手段之一，已广泛应用于胰腺癌的诊断、分期、治疗效果的观察和手术并发症的评估等方面。CT 的时间分辨率和空间分辨率高，所以图像质量更优，多层螺旋 CT 能够重建出各向同性的多平面图像和与 DSA 媲美的 CT 血管图像，提高了胰腺肿瘤 CT 诊断和分期的准确率，也提高了对胰腺小病灶的发现及诊断的准确性。

增强、薄层（2～3 毫米）、多期扫描（动脉期、胰腺实质期、门静脉期，动脉期大多在对比剂注入后 25 秒，胰腺实质期大多在 40～45 秒，门静脉期大多在 65～75 秒）被认为是胰腺癌的专有扫描技术。CT 检查是目前胰腺癌（肿瘤）诊断和治疗中最主要的影像学检查手段之一。

CT 检查在胰腺癌诊断和治疗中的优势有以下几点：
① CT 检查可以早期发现病灶，用于胰腺癌的诊断和鉴别诊

断、临床分期、判断胰腺癌的可切除性，以及胰腺癌的疗效评估、随诊以及早期复发转移的发现等。② CT 引导下穿刺可用于组织细胞学诊断和胰腺癌的局部治疗。③ CT 检查时间很短，数分钟可以完成。

CT 检查在胰腺癌诊断和治疗中也有以下不足之处：①增强 CT 扫描需注射造影剂，部分过敏体质的患者无法使用，部分高龄、心肺肝肾等脏器严重功能障碍者无法进行增强扫描。②因射线的副作用，对孕妇等特殊群体使用受限。③单纯 CT 平扫，对判断肿瘤的良恶性、小病灶的发现等效果差。

27 MRI 检查在胰腺癌诊治中有哪些优势和劣势

MRI 检查常用的扫描序列包括 MRCP、平扫 T1 加权脂肪抑制序列、T2 加权序列或 T2 加权脂肪抑制序列及注射对比剂后 LAVA 多期动态增强扫描以及扩散加权成像（DWI）等。对于胰腺癌的 MRI 检查提倡平扫＋增强＋多序列的扫描。

MRI 检查在胰腺癌诊断和治疗中有以下优势：① MRI 检查可以发现病灶、判断肿瘤性质、临床分期、可切除性判断、指导治疗、评估预后和随诊等，尤其在判断肝脏转移方面优于 CT 检查。② MRI 可用于胰腺癌伴发黄疸患者的胆道造影，相比于其他造影技术，MRCP 无创、清晰，是其优势。③ MRI 检查无射线的顾虑。④对 CT 造影剂过敏者可选择 MRI 检查。⑤可进行 MRI 引导下的放疗等。

MRI 检查在胰腺癌诊断和治疗中也有以下不足之处：①患者身体内有金属制品无法做 MRI 检查，如避孕环、骨科金属材料、部分金属支架等。② MRI 检查时间比 CT 要长得多，多在 30 分钟左右，甚至更长，另外 MRI 检查仓密闭狭小，一些特殊人群，如幽闭空间恐惧症的人群不适合该检查。

28 EUS 检查在胰腺癌诊治中有哪些优势和劣势

把微型高频超声探头安置在内镜顶端，用内镜探查人体管道器官和脏器，如食道、胃、小肠、结直肠、呼吸道、尿道等，医生可通过内镜顶端的探头直接观察腔内的形态，同时又可进行实时超声扫描，以获得管道层次的组织学特征及管道外邻近脏器的超声图像，这个进一步提高内镜和超声的诊断和治疗水平的技术叫做 EUS（内镜超声检查术）。

EUS 在胰腺癌诊断和治疗中有以下优势。

（1）由于无痛腔镜检查技术的发展，检查者一般多能很好地耐受。

（2）EUS 能清楚显示胰腺各个部位的占位性病变，显示肿瘤大小及其周围组织浸润程度、病变的局部扩散、淋巴结转移和血管的侵犯。

（3）EUS 可对胰腺癌进行 TNM 分期，初步判断手术切除的可能性。

（4）EUS-FNA 能微创地获得胰腺病变细胞或组织样本，是病理学诊断胰腺肿瘤安全、有效且准确的方法。与传统经皮穿刺细胞学检查相比，EUS-FNA 排除了腹壁脂肪、肠腔气体等因素对图像质量的影响，采用较高超声频率、以最近的距离对胰腺组织进行扫描，从而使其对胰腺疾病的显示效果明显优于体表超声，即使直径仅为 5 毫米左右的病变在

EUS 引导下也可以进行穿刺活检。

（5）可以在 EUS 检查的同时行胆道引流，包括胆道引流管、胆道支架置入等。

（6）可以在 EUS 检查的同时行止痛治疗、药物注射等。

EUS 在胰腺癌诊断和治疗中也有以下不足之处。

第一，EUS 是一种难度较大的内镜技术，即使很有经验的内镜医生精确显示全部的胰腺也有一定困难，因此术者除要掌握一般胃镜及十二指肠镜的操作技术，还应熟悉体外超声的图像及人体腹腔的断层结构。

第二，由于超声内镜的硬性部较长，并且是斜视视野，如果十二指肠上角转角锐利或胰腺和胰腺周围肿物对十二指肠有明显压迫时，进行内镜操作会有一定的困难，而且极易造成穿孔等并发症。对消化道手术后消化道重建者，EUS 难度增加。

第三，EUS 容易受肠气的干扰，不同操作者的检查结果差别较大。

传统影像学检查技术和 EUS 相比，具有无创、客观、普及的优势。检查方法的原理不同，其临床价值是互补的，没有哪一种检查可以完全替代另一种。所以针对胰腺癌的检查，临床上一般采用 EUS 与传统的胰腺检查方法科学搭配和互补的方式，在专业医生的指导下合理选择。

29 PET-CT 检查在胰腺癌诊治中有哪些特点和优势

PET-CT 即正电子发射计算机体层显像仪，是将功能成像与解剖成像同机精确融合的技术。^{18}F- 氟代脱氧葡萄糖（^{18}F-FDG）是目前最常用的 PET-CT 显像剂。可以摄取 FDG 是多数肿瘤细胞所具有的特性，肿瘤细胞在有氧环境中存在异常旺盛的无氧葡萄糖酵解现象，这一特点具有重要的临床价值。肿瘤细胞对 FDG 摄取的多寡，在 PET-CT 报告中多以标准摄取值（SUV 值）的高低显示。

PET-CT 在临床应用上有以下的特点。

（1）PET-CT 作为最常用的分子影像技术，采用与生物体内分子类似的放射性药物，观察活体的生物学变化，在 CT 的解剖结构信息基础上显示 PET 功能所见，具有高敏感度、高特异度和高对比度的优点。

（2）PET-CT从不同角度提供了病变的生物学特征信息，是临床常见肿瘤分期和治疗后再分期的常用方法，全身扫描可为临床诊断和分期提供重要帮助。

（3）PET-CT针对肿瘤特殊的生物学特点，通过选择不同的显像剂，从分子水平显示肿瘤细胞的特征，为临床提供肿瘤特征化和临床诊治相关的信息。

（4）PET-CT的特异性：高血供的良性肿瘤、炎性病变也可以对FDG高摄取，是PET-CT的不足之处，因此需要与高血供的良性肿瘤、炎性病变进行鉴别。

（5）PET-CT的花费更高，而且目前尚不在国内医疗保险报销的范围内。

胰腺癌的组织病理有以下特点：第一，胰腺癌血液供应相对偏少（"冷肿瘤"）、对FDG的摄取相对其他肿瘤要低。第二，胰腺癌细胞间的间质组织较其他肿瘤明显要多，也干扰了胰腺癌的诊断。但即使如此，PET-CT在胰腺癌的诊断和治疗中仍具有重要价值，具体表现在以下方面。

☆在胰腺癌的早期诊断方面：鉴于PET-CT的特点以及胰腺癌特有的组织病理学特性，不推荐PET-CT用于胰腺癌的早期筛查。

☆在判断胰腺癌的可切除方面：PET-CT 的价值要低于增强、薄层、多期 CT 扫描和增强多序列 MRI 检查。

☆在胰腺癌的临床分期方面：PET-CT 能够准确显示局部淋巴结转移和远处转移，可以发现胰腺癌的多发转移，在胰腺癌的分期方面具有重要价值。

☆在胰腺癌的随诊方面：在胰腺癌手术后，若手术切除区域有异常改变而难以鉴别复发或纤维化、肝脏新出现病灶、肿瘤标志物水平持续升高等，PET-CT 显像对复发监测更有优势。

☆在胰腺癌的疗效评估方面：肿瘤摄取 FDG 与细胞代谢状态、细胞增殖高度相关，因此，比较治疗前后 PET-CT 显像可以准确地反映治疗效果。无论放疗或化疗，凡是对治疗有反应的瘤组织，其肿瘤增殖减缓或停止，代谢活性减低，表现为瘤灶的血流速率降低，在 PET-CT 上表现为 FDG 摄取减低。这种表现可以在治疗开始后早期提供治疗是否有效的客观证据，而不必等待数周至数月后肿瘤的体积变化来确定治疗效果。

总之，PET-CT 在胰腺癌诊断和治疗的不同层面价值不同，在判断胰腺癌肿瘤代谢活性、评价疗效和发现远处转移方面更有价值。因此合理选择至关重要，不是价格高效果就好。

30 如何读懂胰腺癌的病理报告

胰腺癌的病理结果是指导后续化疗、放疗、靶向和免疫等治疗、评估预后等的主要指标。那么胰腺癌的病理报告主要有哪些内容，如何解读呢？

一般病理报告包括以下这些内容。

（1）肿瘤的部位：肿瘤的部位分为胰头、胰体、胰尾、全胰等。

（2）肿瘤的数目：胰腺癌一般是单发，多发的少见。

（3）肿瘤的大小：一般以肿瘤的最大和最小直径描述，如 4 厘米 ×3 厘米或 40 毫米 ×30 毫米。

（4）是否有包膜：有或是没有，包膜是否完整。有包膜、包膜不完整、无包膜，提示恶性度依次升高。

（5）是否侵及周围脏器：如有会标注具体脏器。有比无提示的恶性度高。

（6）肿瘤细胞的类型：胰腺癌绝大部分是胰腺导管细胞癌（约90%），其他还有鳞癌、腺鳞癌、黏液细胞癌、印戒细胞癌、肉瘤样癌等。

（7）细胞分化：分为高分化、中高分化、中分化、中低分化、低分化、未分化等，从高分化到中分化、低分化，一般提示恶性度依次升高。

（8）脉管瘤栓：如果有提示恶性度高，预后不好。

（9）神经浸润：如果有提示恶性度高，预后不好。

（10）淋巴结情况：腹腔淋巴结一般分16组，有的报告会按分组报告淋巴结数目，再报总数，有的报告直接报告总数。举例说，一般以"3/20"这样的形式出现，分子是指有转移的淋巴结数目，分母是指外科医生手术切除并被病理科医生检测出的淋巴结总数。胰腺癌一般要求手术切除或病理检测出淋巴结数目（分母数）超过15枚。分子是零是指没有淋巴结转移，分子/分母的比值（淋巴结转移的比率）越小，提示恶性度越小。

（11）切缘：胰十二指肠切除的病理报告一般要有 6 个切缘。切缘的状态，尤其是胰腺的切缘最重要，胰腺的切缘病理报告一般有三种描述：显微镜下未看到肿瘤残留（R0 切除）、肉眼未见到但显微镜下发现肿瘤残留（R1 切除）、肉眼和显微镜下均可见到肿瘤残留（R2 切除）。

（12）其他：免疫组化、基因检测结果等。

总之，对病理结果总的评估要综合考虑每个单项的结果。胰腺癌对患者生存或预后影响，则要考虑病理结果、患者的自身免疫力以及患者的后续治疗是否有效等多方面的因素。对胰腺癌病理结果的解读最终还是要咨询专业医师，得到专业的建议。

31 除手术外，获取胰腺癌组织细胞学诊断的方法有哪些

目前胰腺癌组织细胞学诊断的方法主要是从获取组织或细胞（取材）的不同途径进行划分，目前临床上常用的有：

①超声内镜穿刺活检技术，穿刺组织学和细胞刷检细胞学检查。②影像（经超声或 CT 等）引导下的穿刺活检。③经腹水、胸水或胰液等细胞学检测。④术中（腹腔镜等）穿刺或切取活检等。

胰腺癌的穿刺活检是必须的，但穿刺活检前要考虑：①穿刺活检是有创检查，有可能出现并发症。令人欣慰的是目前发生并发症的概率很低，且经过保守治疗大多可很快康复。②穿刺活检的成功率已达 95% 左右甚至更高，但也有可能出现穿刺失败，甚至可能出现假阳性或假阴性的结果。③穿刺活检需要穿刺者具有一定的经验和相应的设备，因此要选择有一定级别的医院、医生来完成。④特别要强调的是细胞学诊断技术对于病理科医生是巨大的考验，需要一定资质的医生才能胜任。

因此，在穿刺活检前，采取何种方式，应尊重以下原则合理选取：获取组织细胞学的准确性高（获取的组织多、成功率高）；获取组织细胞学的便捷性（方便、简单）；获取组织细胞学的安全性（创伤小、副作用小或并发症少）。这些应在专业医生的建议和指导下进行取舍。

32 EUS-FNA 是怎么回事，对于胰腺肿瘤的诊断有何意义

EUS-FNA 指在超声内镜引导下行细针穿刺活检，是细胞学和组织学的检查方法，可以确定病变的性质和组织学来源，为精准的治疗提供证据。

（1）EUS 和 EUS-FNA 在胰腺肿瘤诊治中的优势（详见问题 28）。

☆对无法进行外科手术切除的胰腺肿瘤患者，可行超声内镜引导下的腹腔神经丛的药物封闭及阻滞，缓解患者疼痛，提高患者的生存质量。

☆ EUS 引导下胰胆管造影及引流支架置入。

☆ EUS 指导下各种内镜切除治疗，注射治疗及放射粒子植入等。

（2）EUS 和 EUS-FNA 在胰腺肿瘤诊治中的局限性如下。

☆ EUS 是一种难度较大的消化内镜技术，即使很有经验的内镜医生要清晰显示胰腺病变也有一定困难。因此操作者既要掌握一般胃镜及十二指肠镜的操作技术，还需要熟练掌握体外超声的图像及人体胸腹腔的解剖结构等。

☆超声内镜的镜管部分较长，加之其独特的斜视视野设计，如果十二指肠解剖异常或被胰腺周围肿物挤压时，操作会有一定的困难，而且是十二指肠穿孔等并发症的诱因之一。

☆胃切除＋消化道重建术后的患者检查困难。

☆ EUS 是有创检查，无痛 EUS 往往等待时间更长。

33 在胰腺癌术中发现无法切除肿瘤时，为什么必须要获取组织细胞学诊断

胰腺癌手术的目的可以概括为切除肿瘤、获取组织细胞学诊断和对症治疗。很多术前判断胰腺肿瘤可切除的患者，在手术当中可能会发现实际上肿瘤已无法切除。当无法切除肿瘤时，应尽可能通过穿刺或活检获取组织细胞学诊断。这

是因为这类患者术中或术后通常需要进行放化疗或者靶向治疗等，进行这些抗肿瘤治疗的前提条件是必须有组织或细胞学的诊断，而术中进行胰腺肿瘤穿刺是获取组织细胞学诊断的最佳途径之一。

由于胰腺癌生物学行为和胰腺解剖的特点，有一部分患者在术前检查认为可以切除肿瘤，但实际手术时发现已无法切除。此时选择合理的替代方案是非常重要的。但无论选择哪种方案，都应该进行术中组织细胞学诊断。术中组织细胞学诊断技术有：术中切取活检、穿刺组织或细胞学检测、转移灶或淋巴结活检、腹水细胞学检查等。

术中组织或细胞学注意事项：①术中获取的组织或细胞标本应快速冰冻，等出现阳性结果后再结束手术；如结果为阴性，应再次取材送检。②在允许的情况下术中应尽量多取材，部分送冰冻快速检查，部分留在术后病理检查，或后续留作基因检测，以指导下一步的靶向或免疫治疗。

34 胰腺癌基因检测的临床价值如何

基因检测是目前肿瘤诊断和治疗过程中的热门话题，在肿瘤的诊治中发挥了越来越重要的作用。胰腺癌诊治过程中的基因检测是否需要？意义有多大呢？

就胰腺癌来讲，基因检测的意义在于以下几点。

（1）诊断和分型：目前经病理诊断胰腺癌基本能满足临床需求，虽然已有几个胰腺癌的基因分型显示出一定的临床意义，但尚无大样本的临床验证。因此，胰腺癌的基因分型应用于临床尚需时日。

（2）指导治疗：目前经批准上市、临床可用于胰腺癌治疗并需要基因检测指导用药的药物有靶向药物奥拉帕利、尼妥珠单抗免疫治疗药物 PD-1/PDL-1 抑制剂。奥拉帕利适用于 BRCA1 和 BRCA2 基因阳性的患者，据目前的统计数据，胰腺癌 BRCA1 和 BRCA2 基因阳性率仅有 4% ~ 7%。尼妥珠单抗用于 K-RAS 基因野生型的患者，这类人群在胰腺癌患者中的占比为 10%。PD-1/PDL-1 抑制剂适用于错配修复基因（微卫星高度不稳定性）阳性的患者，胰腺癌错配修复基因阳性率仅 2%～3%。总体上说，胰腺癌患者无论是选择靶向治疗还是免疫治疗，获益率都非常低。

（3）判断预后及评价疗效：目前已知的和胰腺癌相关的基因大致可以分为致癌基因和抑癌基因两大类，但就某一个或某几个阳性基因对胰腺癌发生发展、预后、疗效等方面的影响来讲，还有很多未知，即对预后和疗效的评估价值有待商榷。

35 进行胰腺癌基因检测，需要关注哪些问题

对胰腺癌患者和家属来说，选择胰腺癌基因检测前，要关注以下几个问题。

（1）选择送检的样本。

☆选胰腺癌组织还是血液：答案当然是首选胰腺癌组

织。但由于不做手术的患者胰腺癌组织获取困难，或者获取的组织太少，致使一部分胰腺癌患者无法行基因检测。在不得已而又确实需要时，选择血液也是可以考虑的，但准确性会打折扣。

☆选原发灶还是转移灶：因为胰腺癌组织获取困难，选原发灶、转移灶都是可以的，当然如有可能两者都取是最佳的。

☆在治疗前、治疗后还是治疗中取材：最佳的取材时间应该选在治疗前。但如果治疗需要或需要动态观测时，治疗中、治疗后取材也是可行的。

（2）如何选择检测机构：要从准确、快捷、经济几个方面考虑。从检测结果的准确性来讲，应该选择大型的、声誉好的、开展检测业务时间长的医院和机构，检测前建议咨询相应专业人士。

（3）选择检测哪些基因（种类、数目）：目前胰腺癌基因检测的种类、数目都是医院和检测公司已经确定的模块，少者几十个，多者数百甚至更多。检测前建议咨询主诊医生等专业人士，依据现有的指南、共识等临床循证医学证据酌情选择。

36 胰腺癌和壶腹周围癌有什么关系

说到壶腹周围癌，首先要明白壶腹的概念。壶腹是指位于十二指肠乳头的深处，胆总管和主胰管共同开口或各自开口于十二指肠乳头前的膨大部分，壶腹和胰头、十二指肠、胆总管下段解剖关系密切。

壶腹周围癌就是指发生在壶腹周围脏器或器官的恶性肿瘤。壶腹周围癌包括胰头癌、胆总管下段癌、十二指肠癌、壶腹癌4种。壶腹周围癌大体或影像学上很难区分具体是哪种肿瘤，大多需要从组织学起源上加以鉴别。

基于壶腹、胰头、十二指肠降段、胆总管下段四者紧密不可分的解剖关系，壶腹周围癌有以下临床特点。

（1）发病率：总的来说壶腹周围癌中胰腺癌发病率最高，占百分之八九十，其他肿瘤发病率要低得多。

（2）临床表现相似：壶腹周围癌的临床表现基本上是相似的，尤其是在肿瘤早期，包括上腹胀痛、食欲下降、黄疸等。但胆管下段癌发生黄疸的时间更早，程度更重，进展更快。胰头癌发生腰背部疼的比率更高，程度更重。

（3）临床区分（鉴别诊断）困难：从临床表现上来说，这4种癌很难区分开，大多需要手术切除后经病理检测才能鉴别。

（4）外科治疗方式相似：因为这4种癌起源的脏器关系太密切，所以手术基本上都是要行胰十二指肠切除术，需要切除的脏器包括胰头、十二指肠、胆囊、部分胃、部分胆管、空肠起始部，而且消化道重建的方式也是相同的。

（5）非手术治疗：针对上述四种癌的化疗等药物治疗效果都是不尽如人意的，放疗的敏感性也不佳，总体治疗效果是不满意的。

（6）预后：这4种癌的预后总的来说较差，其中胰腺癌预后最差，其他3种癌瘤预后要稍好一些。

总之，壶腹周围癌是一组预后相对较差的恶性肿瘤的总称，因其紧密的解剖关系、导致一系列相似的临床病理表现得名。无论是壶腹周围癌中的哪种癌，早期发现、早期治疗都是改善预后的重要因素。

37 什么是异位胰腺，为什么异位胰腺容易误诊为胰腺癌

异位胰腺，顾名思义是指正常胰腺组织生长在胰腺以外器官的先天性发育异常（先天性畸形）。异位胰腺发生的原因可能与胚胎期胰腺组织的异常迁移有关，其确切的发生机制尚不清楚。

异位胰腺可发病于任何年龄，男女之比为 2：1。胰腺组织可以异位至很多腹部器官，容易出现异位胰腺的器官顺序为：十二指肠 30%、胃 25%、空肠 15%、Meckel 憩室 6%、盲肠 3%、很少一部分出现在胆囊、胆总管、肝脏或者脾。

异位胰腺多无临床症状，常合并其他疾病，偶然可发生急性和慢性胰腺炎，胰岛细胞瘤、腺瘤、胰石病及恶性肿瘤，也可使胃肠道发生溃疡、出血、穿孔、梗阻。有些患者往往以合并疾病的症状而就诊，或在腹部手术时无意间发现。异位胰腺在临床诊治过程中有时会被误认为肿瘤性疾病。

异位胰腺因发生部位（器官）不同，伴发的病理改变不同，产生的临床表现也不同。异位胰腺因出现的临床表现分为以下7种类型。

（1）隐匿型：大多数异位胰腺属于隐匿型，患者终生无症状，仅在体检、手术或尸检时偶然发现。

（2）肿瘤型：该型病灶多位于黏膜下层，使黏膜局部隆起，在胃镜、钡餐检查时易误诊为肿瘤，另外异位胰腺也有恶变的可能。

（3）梗阻型：梗阻的发生与病灶大小和部位有关，位于幽门部可引起幽门梗阻，位于胆管或十二指肠乳头部病灶可引起梗阻性黄疸，位于小肠者可引起小肠套叠及肠梗阻。

（4）出血型：异位胰腺刺激胃肠道黏膜，引起充血、糜烂，加之分泌的胰液刺激可引起消化道出血。

（5）溃疡型：位于消化道的异位胰腺因分泌的胰液消化胃肠道黏膜，引起胃肠道黏膜溃疡，可出现上腹疼痛、不适等症状，上消化道造影及胃镜常误诊为消化性溃疡。

（6）穿孔型：异位胰腺浸润胃肠道壁全层，可引起穿孔，出现急性腹膜炎的表现。

（7）憩室型：异位胰腺可发生于消化道憩室或其他畸形

部位，如 Meckel 憩室、胆总管囊肿、脐尿管囊肿等，引起局部的炎症或出血。

没有症状的异位胰腺无须治疗。术中偶然发现者，在不影响原来既定的手术方案时可行单纯肿物切除。由于本病可发生急或慢性胰腺炎症，继发出血、坏死、穿孔、梗阻和囊肿形成，甚至有癌变可能，因此，有症状的异位胰腺是手术切除的指征。手术方式可视异位胰腺的位置及病变程度而定，一般认为局部切除是安全而合理的方法。手术切除后立即行术中冰冻病理检查，如异位胰腺存在恶变，需改行相应部位的根治性手术。

38 胰腺可能发生的"最严重级别"疾病有哪些，临床上该如何预防

胰腺是人类最主要的消化器官之一，具有内分泌和外分泌功能（详见问题 1）。胰腺的功能多且十分重要，如我们在日常生活中不加以呵护，胰腺就有可能发生危及生命的"最

严重级别"的疾病，主要有以下这几种。

（1）急性坏死性胰腺炎：胰腺炎可分为急性和慢性，急性胰腺炎又可以分为单纯性、渗出性、急性坏死性胰腺炎，其中急性坏死性胰腺炎大多发病急、症状重、进展快、致死率高，是致死率最高的脏器炎症性疾病。

（2）糖尿病及其伴发疾病：糖尿病是发病率"最高"、引起并发症"最多"、和其他疾病相互促进"最密切"的代谢性疾病。发病率"最高"：我国糖尿病的发病人数多，发病率最高，而且发病年龄呈日趋年轻化趋势。并发症"最多"：糖尿病可以继发肾脏、视网膜、神经、心脑血管、皮肤等多部位的损害。相互促进"最密切"：糖尿病可以和肿瘤（胰腺癌）、心脑血管等重大疾病相互促进，危害极大。

（3）胰腺肿瘤：胰腺可发生包括胰腺导管癌、胰腺神经内分泌癌等在内的多种肿瘤。

（4）胰腺癌：胰腺癌是"癌中之王"，我国每年新增近12万新发病例，近11万死亡病例，不难看出胰腺癌是致死率"最高"的癌症。胰腺癌不但致死率高，而且导致患者生活质量"最差"，如引起的疼痛"最剧烈"、营养不良发生率"最高"且"最重"。

呵护好胰腺，它就会成为我们的"朋友"；伤害它，它就会成为我们的"敌人"，带来严重的健康危害。那么在日常生活中如何做才能使胰腺不受伤害或少受伤害呢?

☆科学均衡的饮食习惯：应避免暴饮暴食和"三高"（高盐、高油、高糖）饮食，不酗酒、吸烟等。现实生活中众多急性坏死性胰腺炎都是发生在节假日期间，多是由于暴饮暴食、酗酒等引起。

☆科学规律的作息时间：不熬夜，保证睡眠时长和睡眠质量。人类的日常生活、作息规律要适应每天昼夜、每年四季变化，长期违背科学规律，就会造成内分泌的错乱，免疫力的下降。

☆提高自身的抵抗力：合理的锻炼、均衡的营养、规律的睡眠、良好的心态、乐观向上的生活态度、舒服的人际关系等，是保证机体免疫力的根本，而良好的心态，是预防一些疾病的良药。

☆及早治疗和预防相关疾病：如出现感冒、腹泻、胆道结石等日常生活中的小毛病，要及时治疗，以免小病发展为大病。

☆发现相关疾病苗头及早就诊：定期到专业的机构进行

体检，对早期糖尿病可先行饮食调整、适度锻炼，多可减缓甚至避免发展为糖尿病。对有胰腺癌高危因素的人群，定期进行胰腺癌筛查，是发现早期胰腺癌的主要途径。

总之，胰腺是人体内最主要的消化腺体，因各种原因所导致的急性坏死性胰腺炎、糖尿病、肿瘤尤其是胰腺癌，是严重危及人类健康的疾患，但也要看到它们中的大多是可以通过改善生活习惯进行预防的。因此，呵护好我们的胰腺，避免胰腺疾病的发生显得尤为重要。

治疗篇

39 疑似胰腺癌时，患者该如何就诊

胰腺癌是恶性程度非常高的肿瘤。当因身体不适就诊或体检发现肿瘤标志物升高，或检查其他疾病时偶然发现胰腺占位等，怀疑罹患胰腺癌时，该如何尽快地明确诊断呢？

（1）最好到专业医院、专业科室找专科医生就诊。医生会依据您的描述、所携带的资料给出一个初步判断。

（2）如不能给出结论，建议做相应的检查：①肿瘤标记物如 CA19-9、CEA、CA242、CA125 等。②增强、薄层、多期 CT 和 / 或增强 MRI 扫描。

（3）如仍难以给出结论，可考虑 PET-CT、EUS（必要时穿刺活检）等，明确诊断。

（4）若上述检查仍不能明确诊断、恶性肿瘤不能排除，可考虑手术切除，既切除了病变又明确了诊断。

（5）上述检查仍不能明确诊断、手术意义比较小或患者及家属切除的意愿不强时，可考虑严密观察：①短期（2～3

个月）复查肿瘤标记物，CT 或 MRI 连续复查 3 次，如病变无变化，可酌情延长复查时间（6 ~ 12 个月）。②每次检查结果由专业医生进行评估，直到明确诊断或排除胰腺癌。③特别提醒：CT、MRI 检查最好选择增强扫描，最好选用同一种方法（CT 或 MRI），在同一单位检查，以便前后对比。

40 刚诊断为肿瘤的患者如何最大限度地节省时间，科学有效就医

当患者和家属就诊，尤其是跨区域就诊时，怎样在有限的时间内和出诊医生高效沟通？怎样保证正确高效地就诊？医生会如何在最短的时间内完善检查，制订出最适合患者的治疗方案？简要总结如下，期望能对患者和家属有所帮助。

（1）就诊前的资料准备（如果有其他医院资料的话）：①分类准备，如血液等实验室结果、影像（超声、CT、MRI、PET-CT 等）结果、病理结果等分开。②按时间顺序准备：按照从前到后（或从后到前）的时间节点排好顺序（影像资料如 CT 片等较多，最好用记号笔在每一份资料袋子上标记好时间）。③重点准备有异常的结果（阳性结果）资料，如果有可能，可以用记号笔在阳性结果下重点标注。

（2）向医生陈述病情，有以下几点建议。①把最不舒服（最突出）的症状按轻重程度排序：先说最严重的，如腹部疼痛、食欲差、体重下降等。②主要症状按严重程度、持续时间、是否有规律、是否有诱发的原因等顺序讲述。是否有过去和本次发病相关的疾病情况，以及重大的和本次疾病发生无关的疾病情况。③在其他医院的就诊、治疗情况。④其他重要脏器如心脏、肺、肝、肾等的病史，是否有高血压、糖尿病的情况等。⑤家族中亲属，特别是一级亲属罹患肿瘤的情况。⑥梳理自己最想问的问题并排序，从最迫切的问题逐一问询。

（3）特别强调以下三点。①不要隐瞒病史，这会严重影响医生判断病情、制订治疗计划，进而影响治疗效果；隐瞒病情是对自己的不负责任，而且有时会欲速则不达。②肿瘤是一种全身性疾病，治疗前应全身评估，排除或确认是否有远处转移，从而制订合理的、个性化的综合治疗方案。③组织病理结果是肿瘤诊断的"金标准"，是指导和制订治疗方案所必需的。没有病理诊断有可能导致误诊误治，或者过度治疗抑或治疗不足。

因此，如何在有限的时间内解决自己最想解决的问题，可以按照以上建议的三大点进行准备，这样会事半功倍，获得最佳的诊疗效果。

41 胰腺癌患者家属应该如何配合，以达到最佳的治疗效果

那么家人发现疑似胰腺癌或确诊胰腺癌后，家属应该如何做呢？

（1）患者家属要和医生配合好。①尽快从恐慌、无助、忧虑等情绪解脱出来，时间越短越好，尽管这非常难。②尽快完成家庭成员的协商，统一就诊意见。③尽快选择合适的医院就诊，尽快接受科学合理的治疗方案进行治疗。④尽快康复：医患配合（医院、居家），及时接受后续治疗。⑤配合随诊：包括按医生的医嘱定期门诊就诊，其他如电话、微信、短信等的随诊（其意义是住院治疗后不是一劳永逸，院后治疗、康养指导很重要，通过随诊可以评估、完善和改进现有的治疗方案）。

（2）家属和患者配合好。①视患者的心理承受能力跟患者交流病情：把握交代病情的度，可以是完全或部分隐瞒、完全交代等。②足够的关爱和理解：注意方式方法，把握分寸，过度的关爱有可能加重患者的心理负担。③足够的营养：俗话说，兵马未动粮草先行，营养是患者赖以生存、抗击肿瘤的基础。无论是食欲不好（不想吃）、还是消化能力差（吃了不舒服），都要结合患者的实际情况，必要时咨询专业的营养师，寻求专业的帮助，包括吃什么、吃多少（居家饮食或饮食替代品）、静脉补液等。④足够的睡眠和休息：必要时寻求药物辅助。⑤认识疼痛的危害：重视癌症患者的无痛需求，必要时就诊专业的镇痛门诊寻求帮助。⑥适度的运动。⑦适时回归社会，找到自己的兴趣点（给自己找乐子）等。

（3）特别要提示大家的是：①恶性肿瘤的治疗只有一次最佳的治疗机会，那就是第一次，因此，第一次的选择非常重要。②关注局部与全身：肿瘤是一种全身疾病，手术、放疗是局部治疗，药物治疗多是全身治疗，要关注多个学科联合的综合治疗。③关注内因与外因：内因是起主导作用的，注重提高和改善患者的免疫力。④关注医治与康养：三分治七分养。⑤关注身体与心理：身心并重，爱是最好的抗癌药。⑥理解科学（医学）的局限性、治疗效果的差异性，要有适度的心理预期，争取尽到心、尽到力、不后悔。

42 作为胰腺癌患者家属，如何和患者沟通病情

胰腺癌恶性程度高，人们谈之色变。当家人不幸罹患胰腺癌后，家属该如何和患者交代病情？这应该说是家属十分头疼又不得不面对的问题。

从患者知情权的角度考虑，家属应该如实告知病情。受中国数千年传统文化和中国家庭观念的影响，以及国人心态和心理承受能力的特点，国人更倾向于对患者"隐瞒"病情，但问题是：是否真的能隐瞒得住？

随着现代资讯的发达、传媒的普及、人们对肿瘤知识的更多了解，如何成功"隐瞒"病情变得愈发困难。家属如何跟患者沟通病情显得愈发迫切和必要。

一般来讲，家属首先要尽快调整心态，接受现实，和患者一起配合医生尽快投入和癌魔的"战斗"中。为了更好、更有利地投入治疗，家属应该统一意见，和医护达成一致后，和患者交代病情。

因为家属对患者最了解，家属应该依据患者的心态、心理承受能力、对疾病的接受程度等，建议分几个不同的层次跟患者沟通病情。

（1）完全告知：优点是患者知道病情，清楚自己的大致存活时间，出于有限的时间内尽到家庭和社会责任的心态，以及求生欲望和责任使然，会更积极地配合治疗。

（2）部分告知：可以告知是恶性肿瘤，不如实告知病情程度，可以说是"早期""没有转移"等，后续的化疗等仅仅是预防复发转移。

（3）隐瞒告知：告知患者是良性肿瘤或者癌前病变，为预防恶变而进行治疗等。

（4）完全隐瞒：在目前资讯高度发达的状态下比较困难，这种情形多是双方都已清楚，但都不愿捅破这张"窗户纸"而已。

（5）在治疗的过程中，由浅入深、从少到多，逐步告知病情。

但无论如何，都应遵循患者知情意愿的强度、对治疗的益处、家庭与社会的和谐程度等方面慎重考虑后，与患者沟通病情，并依据沟通后的效果，适度调整策略，以利于治疗、利于患者康复。

43 为什么要提倡胰腺癌的早发现、早治疗

胰腺癌恶性程度高，5 年生存率不到 10%。早期胰腺癌手术后 5 年生存率约 70%~100%，但遗憾的是早期胰腺癌占比仅仅有 5%。初诊时，晚期胰腺癌的比率高达 50%，其中 55% 的晚期胰腺癌患者生存期不到 2 个月，生存期超过 1 年的不到 8%。如此低比例的早期胰腺癌、如此高比例的晚期胰腺癌数据，是导致胰腺癌整体预后差的关键。

胰腺癌早期发现、早期治疗的意义在于，早期胰腺癌手术切除率为 90%～100%，5 年生存率可大幅提升至 70%～100%，而晚期胰腺癌 5 年生存率基本上是 0。早期胰腺癌的比率提升势必降低晚期胰腺癌的比率，两者的一升一降，将极大地提升总体胰腺癌的 5 年生存率。因此胰腺癌早期诊断、早期治疗意义重大。

如何早期发现胰腺癌？坦白地讲，世界范围内胰腺癌的早期诊断率仅 5%，胰腺癌的早期诊断是一个世界性难题。就目前的技术水平，胰腺癌的早期发现主要通过高危人群的筛查、特殊人群的机会性筛查、检查其他疾病时偶然发现三种途径。

44 目前胰腺癌的主要治疗方法有哪些

目前胰腺癌的治疗方法主要分为手术治疗、药物治疗、物理治疗、中医中药治疗、心理治疗、消极治疗（放弃治疗）等。

（1）手术治疗：根治性切除、姑息性切除、减症手术等。

（2）药物治疗：化疗、靶向治疗、免疫治疗、支持治疗等。

（3）物理治疗：①放疗，包括 X、β、γ 等射线的放疗；②重离子和质子放疗；③其他，如微波、超声聚焦、冷冻、热疗、纳米刀、高强度聚集超声治疗等。

（4）中医中药等治疗：包括传统中医中药，如汤药、艾灸、推拿按摩等。

（5）心理治疗：胰腺癌患者在晚期大多合并不同程度的心理问题，如情绪低落、抑郁等，需要有相关资质的心理医生干预。

（6）消极治疗（放弃治疗）：主要是因肿瘤分期太晚或患者身体状况太差、患者及家属治疗意愿太低等原因不采取针对肿瘤的治疗措施。

手术治疗、物理治疗为局部治疗，药物治疗等多为全身治疗。胰腺癌等恶性肿瘤大部分都是全身性疾病，因此在治疗方法的选择时，最佳的做法是要根据患者的具体情况，选择局部和全身相结合的综合治疗方案，尤其是对治疗效果相对不佳的胰腺癌，更应该采取多学科综合治疗。

45 胰腺癌治疗的方向在哪里

要战胜胰腺癌，就必须破解其成因，但就目前科学、医学的发展水平而言，针对胰腺癌的病因和发病机制的研究受限，研究时间长且研究结果具有高度不确定性；敏感度和特异度高的早期诊断技术和方法的研发短期也难见曙光；现有治疗手段疗效的大幅提升短期内也难以实现。所以如果想提高胰腺癌的诊疗水平，我们认为应该做到以下几点。

（1）进行胰腺癌的早期预防。包括对生活方式的干预和高危人群的筛查。如对存在吸烟、肥胖、高脂饮食、糖尿病、慢性胰腺炎等危险因素的人群进行积极干预；针对上述进行早期筛查，这是预防胰腺癌的有效方式。

（2）提高胰腺癌的早诊早治水平。早诊早治是改善胰腺癌诊疗效果的关键，寻找有效的分子标志物、开发简便准确的检测系统（如开展精准的液体活检技术）可提高胰腺癌的早期诊断水平。

（3）开发更加高效的联合药物治疗方案。多药联合疗法被认为是延长胰腺癌生存的有效方法。设计新的剂型，如抗体偶联药物、纳米药物等，提高杀伤癌细胞的能力；开发更为精准的靶向药物并联合其他治疗等。

（4）提高胰腺癌的免疫治疗效果。目前免疫治疗虽然在其他一些癌种取得了非常好的治疗效果，但在胰腺癌上获益较低。如何提高免疫治疗的效果是胰腺癌免疫治疗的重点。

（5）建立更大规模、统一管理、实时更新的胰腺癌数据库，实现资源共建、共享，通过人工智能技术管理，提高数据开发能力，获取最真实的数据资料，最终实现胰腺癌患者的全程化、智能化管理。

（6）突破传统思路，创新理念。如重新认识中医药对肿瘤治疗的意义，提取或开发新的中药成分或单剂等。

（7）利用现有的治疗手段，采用规范化多学科综合治疗模式。规范化多学科综合治疗是目前国际国内普遍应用的治疗模式，是综合肿瘤外科、内科、放疗科、病理科、影像科、介入科、内镜治疗科等优势，联合各科室专家共同为患者制订个体化的治疗方案，使患者获益最大化。

46 如何优化胰腺癌的整体疗效

　　胰腺癌恶性程度高，预后差，我们看几组数据。① 2022年的中国数据，胰腺癌新发病例 11.87 万，占恶性肿瘤的第 10 位，死亡病例 10.63 万，占第 6 位。②胰腺癌确诊时：早期胰腺癌仅占 5%，切除后 5 年生存率为 70% ~ 100%；可手术切除的胰腺癌约 15% ~ 20%，切除后 5 年生存率在 27% 左右；局部晚期的胰腺癌生存率为 30% ~ 40%，5 年生存率几乎为 0；有远处转移的胰腺癌生存率为 50%，其中约 55% 生存期不到 2 个月，只有不到 8% 的晚期患者生存期超过 1 年。所以从中不难看出，早期发现是改善胰腺癌生存期的关键。

　　那么问题来了，胰腺癌如何早期发现呢？

　　（1）首先是患者、家属、医生重视、防微杜渐，这是关键。

　　（2）在出现上腹不适等症状时，要考虑到胰腺癌的可能。尤其是当胃镜等检查发现胃炎（国人幽门螺杆菌感染率高达 70%，胃炎的发生率也很高）等，经治疗后上腹不适症状缓解或消失，不久后再次出现上腹不适等或上腹症状加重时，要进行相应的检查，排除胰腺癌的可能。

（3）出现新发的糖尿病，伴不明原因的消瘦，腰背部发紧、疼痛或束带感等症状时，要尽快检查。

（4）有癌症家族史，尤其是一级亲属有胰腺癌家族史的成员要高度警惕。

（5）肿瘤标记物 CA19-9 等正常不能排除胰腺癌，因为胰腺癌患者 CA19-9 升高的比率仅 60% ~ 70%。

（6）为了明确诊断，最好做薄层、增强、多期 CT 扫描或薄层、多序列 MRI 检查。

（7）怀疑胰腺癌时及时寻求专业的医院、专业的医生就诊。

总之，早期胰腺癌预后好，但早期胰腺癌目前占比仅 5%，说明胰腺癌早期发现困难。但提高对胰腺癌的认识，敏锐感知细微的胰腺癌蛛丝马迹，寻找专业的医疗机构和医生，进行胰腺癌专业的检测，相信对胰腺癌的早期发现会有帮助。

因此，为了提升胰腺癌的疗效，一定要高度重视早期发现！

47 什么是多学科综合治疗，胰腺癌开展多学科综合治疗有什么优势

在我国胰腺癌发病率位居恶性肿瘤发病率的第 10 位（新发近 12 万 / 年），死亡率位居第 6 位（死亡近 11 万 / 年），治疗效果和预后差。业界人士一直在不懈地努力和探索，以期改善胰腺癌的整体疗效。

多学科综合治疗是目前国际国内普遍应用的肿瘤诊疗模式，对疑难复杂肿瘤尤其对像胰腺癌这类治疗效果差的肿瘤帮助最大。多学科综合治疗是把患者和肿瘤作为一个整体，将患者的长期生存作为第一要务考量，实行全生命周期的动态管理，前瞻性做出预判和治疗计划，通过动态质控，保证治疗效果的最大化。

NCCN 每年发布经全球权威专家参与编写、审阅和更新的各种恶性肿瘤临床实践指南，NCCN 指南得到了全球临床肿瘤医师的认可。NCCN 胰腺癌诊疗指南作为国际上最权威、临床诊治过程中适用最广的指南，强调胰腺癌手术治疗前的评估、治疗决策的制订应在大型胰腺中心并经多学科综合治疗专家讨论完成，指出多学科综合治疗是胰腺癌术前评估的最佳手段，可让患者获得最适宜的治疗方案。依据 NCCN 指南提供的数据，经多学科综合治疗讨论后约 1/4 的患者的原治疗方案需要修改，从而使患者获益，其中可切除胰腺癌患者的 5 年生存率由 10%～18% 提升至 27%。

多学科综合治疗可以在较短时间内由多学科（至少有肿瘤外科、肿瘤内科、放疗科、影像诊断科、病理科 5 个科室，根据需要可以邀请介入科、疼痛科、营养科、心理科参加）专家参与讨论、制订诊疗方案，能够缩短患者从诊断到治疗的时间，提高临床诊疗效率，减少患者的诊疗费用，使患者获益最大化（最长的生存期、最好的生活质量、最小的毒副作用、最佳的效价比），具有极佳的经济效益和社会效益。

需要强调的是，为了保证多学科综合治疗专家指导下的诊疗效果，患者需要这种治疗模式，更需要规范化地开展这种治疗模式，这样才能真正达到改善和提高胰腺癌的整体疗效的目的。如何科学、合理、规范化地实施多学科综合治疗，尤其是胰腺癌的多学科综合治疗，可参考《中国胰腺癌多学科综合治疗模式专家共识（2020 版）》。

48 如何为胰腺癌患者选择手术治疗方案

手术切除是胰腺癌治疗的主要手段之一，目的是让患者获益，延长生存期、提高生活质量。对于不能根性切除的患者，可以实施姑息性手术、减症手术、短路手术等，并可以高效便捷地获取组织细胞学诊断，为下一步治疗奠定基础。

手术治疗必须权衡以下问题，寻求最优方案：①手术切除是局部治疗，对肿瘤仅局限于可切除区域的患者有益；而部分患者术后分期较晚，复发转移风险较高，辅以适度的全身治疗是必须的。②手术的获益和风险并存，如何最大限度地获益，承担最小的风险，是必须要全面考虑的。

那么，哪些患者适合手术切除，如何合理地选择手术并从中获益呢？胰腺癌手术前应全面地检查，包括肿瘤、患者的整体状态和重要脏器的功能，以利于术前科学、合理地评估和选择。具体来说需要从以下三个因素考虑。

（1）肿瘤因素：①根据胰腺癌的 TNM 分期。一般来说 I

期可切除，Ⅱ期可能手术切除，Ⅲ期、Ⅳ期不可手术切除。②进一步评估外科的可切除性。依据 TNM 分期，结合肿瘤和主要血管（肠系膜上动、静脉，门静脉，脾动、静脉，腹腔干等）的关系，综合分为可切除、临界可切除、不可切除、远处转移。③关注 TNM 分期的局限性。鉴于影像学检出微小转移的概率比较低，因此术前评估要充分考虑亚临床转移（已出现转移，但目前技术无法检出的状态）的可能。④对于伴有高危因素的可切除胰腺癌以及临界可切除胰腺癌患者，可考虑行新辅助治疗。高危因素包括术前 CEA、CA125 异常升高或 CA19-9 ≥ 1 000U/ml，较大的区域淋巴结转移，体重明显下降，剧烈疼痛等。

（2）患者因素：①患者的整体状态。可采用卡氏（KPS）评分量表和体能状况等。②患者的年龄。要考虑患者的数字年龄（即现实生活的年龄）、生理年龄、心理年龄、预计寿命年龄（依据家族中老人的自然寿命年龄、评估患者的可能的预计寿命年龄）综合判断和评估。③患者重要脏器的功能。包括心、肺、肝、肾等重要脏器的功能状态。④患者及家属的意愿。患者及家属对手术的获益、预后、风险等的认识和接受的意愿。

（3）医院以及手术团队因素：应尽量选择手术数量多经验丰富的医疗团队。

因此，对胰腺癌患者的手术治疗应充分考虑手术的获益和风险，综合上述因素，在多学科综合治疗团队指导下，慎重理性地选择是否手术，以及科学合理地选择最合理的手术方式。

49 什么是胰腺癌的根治性切除手术

手术是胰腺癌主要的治疗手段，是胰腺癌综合治疗的基础。胰腺癌的手术可以分为根治性切除、姑息性切除、减症手术等。

根治性切除是指肿瘤完整切除，切除的相关脏器切缘阴性（R0 切除），所属区域淋巴结清扫完整，清扫和检出淋巴结的数目大于等于 15 枚。胰腺癌的根治性切除手术主要有：①胰十二指肠切除术，适用于胰头部肿瘤，切除的脏器包括胰头、部分胃、十二指肠、部分空肠、胆总管和部分肝总管、胆囊，以及区域淋巴结、神经等组织的清扫和切除。②胰体尾加脾切除术，适用于胰体、胰尾部肿瘤，切除的脏器有胰体和胰尾、脾脏，以及区域淋巴结、神经等组织的清扫和切除。③全胰切除术，适用于胰腺多发肿瘤，胰十二指肠切除和胰体尾＋脾切除后切缘无法达到 R0 状态的患者等，切除的脏器有全胰、部分胃、十二指肠、部分空肠、胆总管和部分肝总管、胆囊，以及区域淋巴结、神经等组织的清扫和切除等。

50 什么是胰腺癌的 R0、R1、R2 切除手术

胰腺癌的 R0、R1、R2 切除手术是目前外科界为了判断胰腺手术切除的彻底性，将胰腺手术的切缘是否有肿瘤残留（即是否切得干净），进行分级和评估的方法。

（1）R0 切除：是指胰腺手术所切除的所有脏器的切缘阴

性，特别强调的是胰腺的切缘（距肿瘤 1 毫米的切缘），显微镜下和肉眼均无肿瘤残留。

（2）R1 切除：是指胰腺手术所切除的所有脏器（包括胃、空肠、胆道、胰腺、肠系膜上动静脉系膜、后腹膜等）的切缘阴性，特别强调的是胰腺的切缘（距肿瘤 1 毫米的切缘）肉眼未见肿瘤残留，但显微镜下有肿瘤残留。

（3）R2 切除：是指胰腺手术所切除的所有脏器的切缘阴性，特别强调的是胰腺的切缘（距肿瘤 1 毫米的切缘），肉眼和显微镜下均有肿瘤残留。

51 胰腺癌手术中淋巴结清扫的意义是什么

　　淋巴结清扫是恶性肿瘤手术的主要内容之一。腹腔脏器中以胰腺和胃为主的淋巴结分组和分站已十分成熟。一般分为 3 站，18 组。依据肿瘤在胰腺的不同部位，清扫的淋巴结组别虽然有差异，但最终标准是至少清扫和检出 15 枚淋巴结。

淋巴结清扫和检出的数目的多少，取决于外科医生的手术清扫淋巴结的数量，以及病理科医生实际检出的淋巴结数量。

淋巴结的清扫和检出的数目、淋巴结阳性（转移）的数目以及淋巴结转移的比率（以阳性淋巴结数目做分子、清扫和检出的淋巴结总数做分母），是胰腺癌临床分期、指导治疗、评估预后的主要指标，是影响胰腺癌预后的关键因素之一。如"2/20"，表示一共清扫（检出）了20枚淋巴结，其中有2枚淋巴结发生了转移。

52 哪些患者适用全胰切除，全胰切除后的患者应该如何管理

全胰切除术从字面理解就是把胰腺完整切除，但实际上切除的范围并不局限于胰腺，还包括胰周淋巴结、远端胃、十二指肠、近端空肠、胆囊及胆总管、脾脏，消化道重建包

括胆肠吻合（肝总管空肠吻合）、胃空肠吻合。那么哪些患者需要全胰切除？全胰切除后会对生活产生哪些影响，如何管理？这是患者和家属最大的困惑。

（1）全胰切除适合哪些患者？

☆具有胰腺癌高发风险的家族性胰腺癌的一级亲属：经严密随访发现病变增大，或出现侵袭性生长等恶性证据，应考虑行全胰腺切除或待肿物出现后再行手术治疗。治疗选择的不同主要取决于患者的意愿。家族史、对随访的依从性、就手术风险和术后饮食治疗等问题医患间交流的程度是影响最终决定的因素。对于必将发生胰腺癌的患者，全胰腺切除的治疗和随访具有重大意义。胰腺上皮内瘤变（PanIN，胰腺癌的癌前病变）进展为胰腺癌后生存率只有 5%，手术虽然也存在死亡和并发症的风险，但可以大大提高生存率，且死亡和并发症的风险较低。因此，仔细选择患者和手术时机非常重要。

☆高度怀疑多中心病灶的胰腺癌，肿瘤范围较广，无法达到阴性切缘。

☆术中多次冰冻切缘阳性，且残留胰腺已无法满足机体需要时。

☆胰腺导管内乳头状黏液性肿瘤（IPMN），其中浸润型IPMN、多中心分支管型IPMN应考虑行全胰切除术。

（2）全胰切除后的全程管理有哪些呢？

胰腺是人体最主要的消化器官，全胰切除后胰腺的外分泌（帮助消化吸收）、内分泌（主要帮助维持血糖的平衡）功能丧失，这对患者术后的健康管理是一个严峻的挑战。也有理论认为，全胰切除前胰腺分泌胰岛素和胰高血糖素并维持平衡，全胰切除术后胰腺分泌两种激素均为零，机体应该很快建立起新的平衡，血糖水平不应该有大的波动。但无论如何，全胰切除术后科学合理的全程管理，对维持患者的营养和血糖水平等是十分重要的。

☆营养管理：术前多学科会诊，由胰腺外科、消化内科、内分泌科和营养科组成的多学科综合治疗小组是保证手术、术后康复成功的关键。术后可以在营养师指导下尽量经口进食，另外可补充胰酶制剂帮助消化吸收。在经口进食不能满足机体需求时可考虑经静脉补充。

☆血糖管理：术后严密监控血糖、尿糖、酮体等指标的变化，合理使用胰岛素、适当调整饮食结构，以维持血糖的平衡。

☆全胰切除后易发生小肠溃疡，可考虑服用质子泵抑制剂或 H_2 受体抑制剂。

53 为什么胰头癌的胰十二指肠切除手术要切除那么多脏器

胰头癌的标准手术是胰十二指肠切除术，切除的脏器包括胰头、十二指肠、胆囊、部分胃（约 1/3）、部分胆管（胆总管和部分肝总管）、空肠起始部（15~20 厘米）。那么胰十二指肠手术为什么要切除这么多脏器呢？这是由胰头的特殊解剖关系和根治性切除肿瘤的需要所决定的。

因为胰头和十二指肠关系紧密，胰头癌容易局部侵犯十二指肠，并易侵犯周围脏器，胰腺癌早期局部淋巴结转移率高，所以为了根治性切除肿瘤的需要，胰头癌手术就不得不切除如此多的脏器。

切除如此多的脏器，消化系统的三条通路均被切断，这就必须重建消化道的通畅，需要做 4~5 个吻合，包括胰腺和空肠、胆管和空肠、胃和空肠、空肠和空肠的吻合，这样才能最大化恢复患者的消化和吸收功能。

由于胰十二指肠切除手术要完整或部分切除 5 个脏器，做 4 个吻合口，切除脏器数目和吻合口数目是普外科手术中最多的，也就导致了胰十二指肠切除术是普外科手术中风险、术后并发症率和死亡率最高的手术。

54 胰体尾癌手术为什么要切除脾脏

胰体尾癌的标准手术是胰体尾 + 脾切除术，那么胰腺癌手术为什么要切除脾脏呢？主要有以下原因。

（1）基于解剖学的特点：脾动脉和脾静脉在从其主干上分出后，从右向左在胰腺的后上与胰腺并行，关系密切，有的甚至走在胰腺实质内。脾脏动、静脉和胰腺并行到达胰尾后以多个分支状交错形成脾门（脾脏血管进入脾脏的狭小地方）进入脾脏。胰尾的末端和脾门关系紧密，大多没有明显的缝隙。手术中分离脾脏和脾门时，容易导致血管破裂造成大出血。

（2）基于胰腺癌的生物学行为特点：胰腺癌极易在早期就发生淋巴结转移。且淋巴结多分布在血管周围，和血管关系密切。

（3）基于胰腺癌根治性手术的需要：恶性肿瘤包括胰腺癌的根治性手术是要彻底切除胰体尾周围的淋巴结，这是胰腺癌根治性切除的需要，也是延长胰腺癌术后生存时间的基础。

综上，胰体尾癌要达到根治性切除的目的，就必须要切除脾脏。

55 什么是胰腺癌的姑息性切除手术

胰腺癌手术是腹部外科最复杂、风险最高的手术。胰腺癌手术切除率低（15%～20%），术前影像学检查、评估认为可以切除的患者，术中可能发现部分患者无法切除或不能达到根治性切除。

胰腺癌的姑息性切除手术指胰腺癌的各种手术（胰十二指肠切除、胰体尾加脾切除术、全胰切除术等），手术切缘为 R1 或 R2 状态，淋巴结清扫或检出数目未能达到 15 枚者。

文献报道，R1 切除和 R0 切除的患者长期生存无明显差异。因此，胰腺癌手术要力争 R0 切除，或至少达到 R1 切除。

56 什么是胰腺癌的减症手术

胰腺癌的减症手术是不切除肿瘤，但为了减轻或解除胰腺肿瘤空间占位挤压、侵犯毗邻脏器导致的梗阻（胆道受累所致的梗阻性黄疸、十二指肠或空肠受累所导致的消化道梗阻）、侵犯神经（腹膜后神经丛浸润所导致的顽固性疼痛等），经非手术手段无法治疗或疗效不佳时所采取的手术。

一般根据需要解决的问题分为以下几类。

（1）针对胃肠道梗阻：胃空肠吻合、胃和空肠造瘘手术等。

（2）针对胆道梗阻：目前多采用非手术 PTCD 或经内镜逆行胆胰管成像（ERCP）的支架置入术。如上述方法无法解除或效果不佳，可考虑行胆道空肠吻合术等。

（3）针对顽固性疼痛：可考虑手术下的腹膜后神经阻滞术、神经切断术、术中放疗等方式。

57 伴有梗阻性黄疸的胰腺癌患者，如何选择胆道支架

黄疸是胰腺癌最常出现的伴发症状，在胰腺癌的诊治过程中很多情况下需要胆道支架置入，以缓解症状、配合其他方式的治疗。目前临床上所用的支架主要有金属支架和塑料支架两大类，那么，胆道支架置入时应如何选择呢？

胆道支架置入术主要适用于不宜或不愿手术的胆道良、

恶性狭窄和胆瘘的治疗。引起良性胆道狭窄的原因包括胆道手术损伤、创伤、硬化性胆管炎、化脓性胆管炎、慢性胰腺炎、Calori's病等。对于肝移植手术、肝动脉灌注化疗后胆道狭窄，支架置入也是一种理想的选择。恶性胆道梗阻的原因主要包括胰腺癌、胆管癌、壶腹癌、十二指肠癌、胆囊癌，肝癌及肝门淋巴结转移等。

根据支架的材质不同主要分为塑料支架和金属支架两大类。不同胆道支架的特征是怎样的，临床上又该如何选择呢？

（1）塑料支架的选择参考以下要素。

☆优点：短期放置引流效果好，价格便宜。

☆缺点：塑料支架放置时间较长可因胆泥淤积等造成支架狭窄。

☆主要适用于需放置时间较短的疾病，如胆道良性狭窄、胆道恶性梗阻的术前治疗等。

（2）金属支架：以自膨式金属支架为主。

☆优点：由于金属支架膨胀后的口径是塑料支架的数倍，且不易滑脱，引流效果明显优于塑料支架；可保持较长的胆道通畅时间；支架与胆管壁接触面积较小，数周后可由胆管上皮覆盖，较不容易感染及形成胆泥，因此广泛用于恶性胆道梗阻的治疗。

☆缺点：如一旦留置成功很难再取出，非手术途径几乎无法更换；支架的间隙中肿瘤可长入造成再梗阻；价格更加昂贵。

☆主要适用于无外科手术指征的临床或病理诊断为恶性胆道梗阻；肿瘤无肝内或远处转移，预期生存期超过 3 个月；无合并其他重大疾病者。

58 胰腺癌伴发胆道梗阻性黄疸后临床上该如何处理，如何选择胆道支架的放置方式

胰腺癌伴发胆道梗阻多数情况下需要放置胆道支架，目前胆道支架放置的方式主要有 ERCP 或者 PTCD，那么应该选择哪种方式，两种方式的利弊又是怎样的呢？

（1）ERCP 是指将十二指肠镜插至十二指肠降部，找到十二指肠乳头，经由内窥镜的活检管道内插入造影导管至乳头开口部，注入造影剂后摄片，以显示胰胆管的技术。

☆经 ERCP 胆道支架置入的优点：① ERCP 不仅可通过影像学对疾病初步诊断，同时可以收集胰液、细胞学刷检等，进行生物化学、分子生物学、细胞学及组织学等检查，对胰腺癌的确诊及早期胰癌的发现有重要价值。②创伤小，即使没有胆道扩张仍可进行。③对伴有大量腹水或有出凝血机能障碍的患者较为安全。

☆经 ERCP 胆道支架置入的缺点：①属于有创检查，在胰腺本身就存在病变的情况下，可能导致胰腺炎的发生。②对技术要求较高，一般不作为诊断的首选检查，除非是术前需要内镜下置入支架减压引流。③有肝门部病变或左右肝管选择性插管时难度较大，不容易成功。

（2）PTCD：在影像（超声）引导下确定穿刺点，准确穿刺后先行胆道造影，明确梗阻部位，将胆道支架置于梗阻部，尖端进入十二指肠行胆汁内、外引流。

☆ PTCD 胆道支架置入的优点：①可迅速改善患者黄疸症状。②操作相对简单、微创，痛苦小。③可选择穿刺左肝管或右肝管途径，适用于肝内胆管或肝门部胆管狭窄的患者，特别对曾有消化道重建手术史（如毕Ⅱ式吻合或胃旁路手术）或十二指肠狭窄的患者，可能是唯一适用的途径。④可同时行内外引流，避免了胆汁大量丢失，减少了机体水电解质和酸碱平衡紊乱及胃肠道功能紊乱等一系列并发症的发生。

☆经 PTCD 胆道支架置入的缺点：①不能解决胆道和消化道梗阻。②长期丢失胆汁可引起水电解质紊乱等并发症。

综上：经 ERCP 或 PTCD 各有利弊，如何选择需要充分考虑患者的具体病情、治疗需求、医院的技术特点等因素，在专业人员指导下进行。

59 胰腺癌伴发黄疸行胆道支架置入可能有哪些并发症

胆道支架置入是目前解除胆道梗阻最常用、最便捷的措施，但胆道支架置入的不利方面是并发症的发生。胆道支架置入后可能发生的并发症包括支架置入操作引起的并发症及支架置入后的并发症两种。

（1）支架置入操作引起的并发症：包括腹腔内出血、上消化道出血、感染、胆道损伤、胆瘘、十二指肠损伤、胆心反射、支架放置失败等。

（2）支架置入后并发症包括早期并发症及晚期并发症。

☆早期并发症：主要有胆管炎、高淀粉酶血症、急性胰腺炎等，这些并发症多数可经保守治疗好转。

☆晚期并发症主要包括支架移位及支架阻塞。①塑料支架阻塞：大多都是由支架内胆泥形成所导致的。②金属支架阻塞：多由肿瘤组织通过支架网孔长入腔内阻塞或肿瘤生长超出支架两端并从支架的两个端口长入所致。

（3）支架阻塞的处理：对于支架的阻塞，无论何种原因，都应该积极处理，保持胆道通畅。

☆塑料支架阻塞：可考虑取出原支架，更换另一个塑料支架或金属支架。

☆金属支架阻塞：可通过插管冲洗，也可在原金属支架内放置塑料支架，或再次放置另一金属支架。如确认为肿瘤经支架网孔向腔内生长，可采用电热探头烧灼肿瘤组织、微波凝固或管腔内放疗等手段，以使支架再通。

60 什么是放疗，放疗有几种方式

放疗的全称是放射治疗，是利用各种不同能量的射线，如α射线、β射线、γ射线对肿瘤进行照射，从而抑制或消灭肿瘤的一种治疗方式。放疗是治疗恶性肿瘤最常用的方法之一，曾与手术治疗、化疗一起称为肿瘤治疗的"三驾马车"，在抗肿瘤治疗中发挥着非常重要的作用。对绝大多数实体肿瘤来说，放疗在不同时期都能够不同程度上发挥作用，对某些肿瘤甚至能起到根治的效果。但是放疗只是局部治疗，更适用于肿瘤比较局限、没有广泛转移的患者，对于全身多发转移的患者放疗能够起的作用有限，需要联合药物进行全身的综合治疗。

放疗一般分为远距离放疗和近距离放疗。

（1）远距离放疗：又称外照射，是指放射源位于体外一定距离，发出的射线经过人体正常组织器官集中照射病变部位的放疗方式，也是最常用的放疗方式。放疗设备有深部 X 射线机、钴 -60 治疗机和各种医用加速器。近年来，伽玛刀、射波刀、TOMO 刀、质子重离子治疗等先进放疗设备的出现，提高了放疗的精确性，对肿瘤放射野的剂量提高的同时，降低了对周围组织脏器的损伤，从而提高了放疗的疗效。

（2）近距离放疗：又称内照射，是指将放射源密封后直接放在人体表面、自然腔道或肿瘤组织内，如鼻咽癌的腔内放疗、宫颈癌的腔内放疗等，内照射是外照射很好的补充。

（3）术中放疗：是在手术治疗过程中使用放疗设备对原发肿瘤、残存病灶和淋巴结引流区域等部位近距离单次大剂量照射的一种放疗方法，属于近距离放疗的一种特殊方式，优势是可以部分或者完全避开照射量限制的敏感组织而不造成对正常组织的副损伤，增加了对局部肿瘤的有效照射剂量，从而增强了放疗疗效。

61 哪些胰腺癌患者可以做放疗，疗效如何

放疗是胰腺癌患者综合治疗的重要组成部分。放疗更适

用于以下情况。

（1）作为胰腺癌手术治疗后的有益补充。患者行胰腺癌根治性切除后，术后病理显示手术切缘阳性者，或有区域淋巴结转移，需要接受术后辅助放疗从而提高局部肿瘤控制率，提高疗效。

（2）临界可切除的胰腺癌病例。如胰腺原发肿瘤较大、有局部侵犯等，通过术前放疗，或者术前新辅助放疗＋化疗，缩小肿瘤后再行根治性胰腺肿瘤切除术，以求增大手术切除概率。

（3）肿瘤侵犯了周围重要组织无法行手术切除，但未出现远处脏器的转移，患者可以行同期放化疗，或者接受全身化疗后进行放疗，以期达到最好的局部控制率和良好的生存率。

（4）胰腺癌出现广泛转移者。如骨转移导致局部疼痛，可以接受针对骨转移的局部放疗，可以起到良好的止痛作用。另外如果胰腺癌侵犯腹膜后神经丛出现顽固性疼痛，也可对局部肿瘤进行照射以起到缓解疼痛的作用。

（5）胰腺癌患者经过多种治疗后出现局部复发，可以在肿瘤周围正常组织能耐受的情况下，接受放疗。

由于胰腺位置深在，位于腹腔的最后面，前面有胃、肠道等器官遮挡，传统放疗由于受胰腺位置及体位变化等影响，难以精准地把放射线仅聚焦于胰腺肿瘤上，顾忌胃肠道的放射性副损伤，故难以给予胰腺肿瘤比较大的放射剂量，另外胰腺属于对放射线中度敏感，所以放疗效果难以有效保证。近年来随着放疗技术的进步，如立体定向放疗技术、质子放疗、重离子放疗等精准放疗技术的出现，使得放疗在胰腺癌治疗中的作用进一步提高。

62 什么是胰腺癌的术中放疗

顾名思义，术中放疗就是在手术实施过程当中进行放疗。放疗是恶性肿瘤三大传统治疗手段之一，依据 NCCN 诊治指南，放疗可酌情适用于胰腺癌的不同分期、不同治疗阶段。从生物学行为上讲，胰腺癌对放疗中度敏感，而胰腺毗邻的胃、十二指肠等脏器对放射线高度敏感，在达到胰腺癌根治性放疗剂量时，有引起胃和十二指肠溃疡继而发生出血和穿孔等严重的放疗并发症的可能。因此，常规的放疗措施，即体外放疗对胰腺癌治疗的开展受到限制。对胰腺癌治疗来说，单纯体外放疗相对较少，多和化疗同步合并应用（同步放化疗）。

为了规避体外放疗对胰腺周围脏器的副损伤，术中放疗的概念应运而生。术中放疗就是在手术当中把胰腺肿瘤充分暴露后，在把周围脏器保护好的前提下直接对肿瘤进行放疗。基于科学技术的进步、术中放疗设备的小型化，胰腺癌的术中放疗也逐步进入临床治疗领域并取得了很好的疗效。

胰腺癌术中放疗的大体操作过程如下：临床诊断为胰腺癌→经术前多学科诊疗团队会诊→术中穿刺活检明确诊断或手术切除后→将胰腺周围的脏器有效隔离、暴露胰腺肿瘤、将限光筒（专门传递射线限制射线的外溢、保护周围脏器的装置）精准地罩在肿瘤上或手术切除后的手术野→放疗。

63 为什么胰腺癌患者更适合术中放疗

胰腺癌是严重危及人类健康的疾患之一。胰腺癌目前治疗手段主要有手术切除、药物治疗（化疗、靶向治疗、免疫治疗等）、放疗等。

传统的放疗手段对胰腺癌的效果不佳。放疗是胰腺癌主要的治疗手段之一，从生物学角度讲胰腺癌细胞对放射线治疗属中度敏感。但在解剖学层面，胰腺位于腹腔最深处，周围有胃、小肠、肝脏、结肠等脏器围绕，且胃、小肠等脏器对射线高度敏感。因此常规外照射放疗，如果给予的放疗剂量较大可能会损伤胰腺周围脏器，如造成胃、小肠穿孔等并发症，而剂量较低对胰腺肿瘤的治疗作用不大。另外腹腔脏器的正常生理蠕动、空腔脏器（如胃、小肠、结肠内的气体多寡）等，对放疗的靶区的精准定位也有一定的影响。因此，胰腺癌的外照射放疗受放疗剂量和移动等限制的影响。

临床上遇到的胰腺癌患者有 80% 无法进行根治性手术切

除，但因合并黄疸、疼痛、梗阻等，需要手术解决。如胰腺癌多伴有梗阻性黄疸，伴有十二指肠、空肠起始部受累，致肠道不同程度的梗阻，姑息性手术是解除胆道梗阻、肠道梗阻的有效方式之一。胰腺癌多伴有疼痛（甚至是难以忍受的剧痛），而手术中的腹腔神经丛阻断、毁损，也是解除顽固性疼痛的有效方式之一。顾名思义术中放疗需要手术打开腹腔，暴露胰腺肿瘤。所以，在实施以上手术的同时可以开展术中放疗。

而术中放疗由于充分暴露出了胰腺肿瘤，同时把周围脏器做了很好的防护，可以很精准地把放射线聚焦在胰腺肿瘤内，相较于体外放疗，大大提高了胰腺肿瘤局部的放疗剂量，所以能产生良好的治疗效果。

近年来，随着放疗仪器设备的小型化和便捷化，使术中放疗设备进入手术室成为可能。术中放疗可以化解上述胰腺癌放疗的各种不利因素，而且疗效突出和安全性好，成为目前胰腺癌治疗的一项重要手段。

近年来术中放疗在胰腺癌的治疗中逐渐增多，尤其是欧美等发达国家。目前亚洲中国和日本开展较多。

64 临床上哪些胰腺癌患者适合术中放疗

胰腺癌恶性程度极高，近年来发病率、死亡率逐年增加，且整体治疗效果进展甚微。

术中放疗已成为胰腺癌重要的治疗手段，其具备疗效好、安全性高等优势，逐步被广大患者和临床医生所接受。那么哪些胰腺癌患者适合术中放疗？《2019 年美国国立综合癌症网络胰腺癌临床实践指南》介绍了胰腺癌术中放疗的 5 种临床情况。

（1）可切除 / 交界性切除胰腺癌的新辅助治疗。

（2）可切除胰腺癌的辅助治疗。

（3）局部进展期胰腺癌的根治性治疗。

（4）无远处转移或有远处转移胰腺癌的姑息性治疗。

（5）肿瘤复发的姑息性治疗等。

从上述所列情况来看，术中放疗适合胰腺癌的各种分期、各个阶段。

依据中国医学科学院肿瘤医院胰腺外科中心经验，术中放疗更适合局部进展期胰腺癌和术中证实切缘不净或切缘较近的患者。

65 为胰腺癌患者行术中放疗，医院需要具备哪些条件，具体程序如何实施

术中放疗，顾名思义需要在手术中完成。需具备的前提条件是：①术中放疗设备；②经环保部门认可的具有可靠防护功能的手术室；③最重要的是具有外科、放疗科、麻醉科、手术室等科室紧密配合的治疗团队。

对拟行术中放疗的患者，需要按下述程序逐步完成：①临床确诊的胰腺癌患者经多学科团队会诊，确认是否适合术中放疗，并制订出术中放疗预案。②充分的术前准备以及和患者家属沟通（外科医生、放疗科医生的沟通）。③术中外科医生探查、术中穿刺获取组织细胞学结果，依据是否有胆道和消化道梗阻做相应的吻合手术。④组织细胞学确诊后邀请放疗科教授和物理治疗师一起台上会诊，核实和微调术前制订的方案。⑤确认治疗方案后外科和放疗科医生一起实施放疗计划（15分钟左右）。⑥放疗结束后，由外科医生负责手术收尾工作，结束术中放疗手术。

66 胰腺癌术中放疗有哪些优势和劣势

胰腺癌术中放疗的优势主要表现在：①精准，准确的靶区定位、肯定的周围脏器保护，术中放疗所需的限光筒（发送射线的装置）肉眼指示下放置在肿瘤表面，明确无误地把胰腺周围毗邻敏感脏器（胃、小肠等）隔离在限光筒之外加以保护。②有效，一次性、大剂量（相当于体外照射的15～20倍）照射，以期获得良好的肿瘤局部控制、延长生存及改善生活质量。③即时，治疗的无缝隙结合，手术的同时解除胆道梗阻、解除或预防消化道梗阻，同时获取组织细胞学结果，确诊率近 100%（明显高于体外穿刺）。④安全：并发症率低和极低的死亡率。⑤便捷，放射设备在同一间手术室，移动和衔接方便快捷。所以目前，术中放疗为基础的综合治疗已逐步发展为胰腺癌最佳的治疗模式之一。

胰腺癌术中放疗也有一些不足之处，主要表现在：①需要开刀，患者需接受手术和麻醉的风险。②术中一次性放疗剂量虽然很大，但仍不能满足胰腺癌放疗的需要，需要术后外照射补充到足够的剂量。③术中放疗设备普及率低，开展的单位少。

67 胰腺癌患者术中放疗的疗效如何

评价一种治疗手段的好坏，主要关注有效性和安全性。

胰腺癌术中放疗的有效性如下。①生存期：据 Keane 2018 年报道，手术 + 术中放疗的疗效较单纯手术，中位生存期延长 4 个月，达到 35.1 个月，26 例不能切除而仅行术中放疗者，中位生存期达 20.5 个月；据国家癌症中心数据，局部进展期胰腺癌放疗后 1、2 和 3 年生存率分别为 40%、14% 和 7.2%，平均中位生存期为 9.0 个月，优于其他治疗手段的疗效。②改善生活质量，胰腺癌术中放疗的止痛效果突出。117 例患者中有 111 例疼痛缓解，缓解率高达 95%，77 例完全缓解，完全缓解率高达 66%：优于现有的任何止痛方法。

胰腺癌术中放疗安全可靠，具体表现在术中放疗手术并发症和死亡率都很低：据国家癌症中心数据，术中放疗并发症发生率 14.0%，死亡率 0.4%。

综上，胰腺癌以术中放疗为基础的综合治疗是有效的、安全的，是目前胰腺癌最佳的治疗模式之一。

68 胰腺癌放化疗前为什么必须以组织细胞学诊断为依据

胰腺癌的诊断分为临床诊断和病理诊断。临床诊断是指基于患者的临床表现包括患者和家属的主诉、医生的检查发现、血液学检查、影像学检查（超声、CT、MRI）、内镜及

EUS 等的结果作出的诊断。病理诊断是经过穿刺活检（经内窥镜、超声或 CT 等引导下）、切取活检（术中切取）、细胞学（穿刺细胞学、腹水或胰液等细胞学、内窥镜下细胞刷检细胞学等）等结果得出的诊断。

由于医学技术的局限性，临床上任何辅助检查都不是百分之百准确的，都有可能出现误差（误诊），误诊必然导致误治，尤其是在胰腺癌的诊治过程中。病理诊断被认为是肿瘤诊断的"金标准"，形象的比喻就是"最高法院的最终审判结果"，是指导放化疗等抗肿瘤治疗的基准。如果穿刺的组织足够，还可以行基因检测，用来指导靶向和基因治疗。

国际最权威、临床应用最广的美国国立综合癌症网络有关胰腺癌的诊治指南有以下建议。

（1）局部晚期不能切除，必须完成没有远处转移的胰腺癌活检。

（2）出现远处转移后，推荐对转移灶活检。

（3）辅助治疗（化疗和放疗）前组织细胞学诊断是必须的。

穿刺活检通常在 EUS 或 CT 等影像引导下进行，前者可减少腹膜种植的机会。穿刺结果如为阴性，应至少重复一次。

总之，组织细胞学诊断主要是为了更精准地治疗、提高疗效，避免误诊误治、降低毒副作用的发生，提高胰腺癌的整体治疗效果。

69 什么是化疗，胰腺癌常用的化疗药物和化疗方案都有哪些

化学药物治疗，简称化疗，是利用化学药物阻止癌细胞的增殖、浸润、转移，直至最终杀灭癌细胞的一种治疗方式。它是一种全身性治疗手段，传统上化疗和手术、放疗一起，并称为癌症的三大治疗手段。对于胰腺癌患者，化疗可能贯穿于胰腺癌的整个治疗过程，是治疗胰腺癌重要的方式之一。

临床上常用于胰腺癌的化疗药物有以下几种：吉西他滨、白蛋白结合型紫杉醇、奥沙利铂、伊立替康、替吉奥、氟尿嘧啶、顺铂、卡培他滨等。化疗方案一般相对固定，有单药方案、两药联合方案、三药联合方案等。胰腺癌常用的化疗方案有以下几种。

（1）AG 方案：吉西他滨联合白蛋白结合型紫杉醇方案，是胰腺癌患者最常用的化疗方案。

（2）FOLFIRINOX 方案：即 5- 氟尿嘧啶、亚叶酸钙、奥沙利铂、伊利替康联合应用。该方案为三种化疗药物联合，副作用相对较大，适用于一般情况较好的胰腺癌患者。

除了 FOLFIRINOX 方案，其他的三药方案还有 NALIRIFOX 方案，即伊利替康脂质体 +5- 氟尿嘧啶 + 亚叶酸钙 + 奥沙利铂。

（3）吉西他滨联合卡培他滨方案。

（4）吉西他滨联合替吉奥方案。

（5）PEXG 方案：即顺铂、表柔比星、吉西他滨、卡培他滨 4 药联合方案。

（6）单药方案：如吉西他滨单药方案，替吉奥单药方案，氟尿嘧啶单药方案，一般仅用于身体状况不佳的患者。

胰腺癌患者的化疗可以分为以下几类。

（1）术前新辅助化疗：是为了提高胰腺癌的治疗效果，增加手术切除的概率，对于相对局部晚期或潜在可以实施胰腺癌根治手术的患者中术前进行的化疗。一般化疗进行 2～4 个周期，待肿瘤缩小或得到一定的控制后实施手术。如果连同放疗称为新辅助放化疗。常用的新辅助化疗方案有吉西他滨联合卡培他滨方案、FOLFIRINOX 方案、吉西他滨单药方案、替吉奥单药方案等。

（2）术后辅助化疗：是胰腺癌患者在实施完根治性手术后进行的化疗，目的是通过化疗杀灭体内可能潜在的癌细胞，提高手术的治疗效果，延长生命。常用的术后辅助化疗方案有吉西他滨联合卡培他滨方案、mFOLFIRINOX 方案、吉西他滨单药方案、替吉奥单药方案等。

（3）姑息性化疗：即胰腺癌一经诊断即为晚期，发生了远处转移而失去了手术机会。此时行姑息性化疗，目的是降低肿瘤负荷、减轻患者痛苦、延长生命。常用的姑息化疗方案有AG方案、吉西他滨联合卡培他滨方案、FOLFIRINOX 方案、NALIRIFOX 方案、吉西他滨单药方案、替吉奥单药方案等。

（4）联合治疗：临床上化疗方案常与其他治疗方式联合，如化疗联合放疗、化疗联合免疫治疗、化疗联合靶向治疗等。

70 胰腺癌的一线化疗、二线化疗、三线化疗分别是什么

在中晚期胰腺癌治疗中，常常会涉及一线、二线和三线化疗的概念，那么他们是什么意思呢？一般而言，对于不能进行手术切除的癌症患者通常第一个推荐的化疗方案被称为一线化疗方案。如果一线化疗方案失败，更换的第二个化疗方案即为二线化疗方案，依次类推再次更换的化疗方案为三线化疗方案。

一般来说，一线方案一般是最理想、最经济的化疗方案，是目前为止综合国际国内大量临床治疗数据得出的对于患者而言最好的治疗方案，使用此方案的患者通常最可能得到有效的肿瘤控制。但经过一段时间后，由于化疗敏感性的降低，或肿瘤异质性的存在，肿瘤出现进展，此时需要更换二线方案，同理再次进展后，需要更换三线方案。

无疑，一线方案首次使用，疗效较好；二线化疗方案的治疗效果通常较差；三线方案疗效更差。对于胰腺癌患者而言，由于晚期胰腺癌患者通常预计存活时间较短，而可能采用的方案也有限，所以一线化疗的选择尤为重要。目前相关的指南也只推荐了一线和二线方案，使用三线及三线以后的方案通常由于患者体质较差，或者患者体质尚好但已无更多的药物可用。所以晚期胰腺癌的化疗通常联合其他治疗办法，如联合放疗、联合免疫治疗、联合靶向治疗、参加临床试验等。

71 新辅助治疗可以给胰腺癌患者带来哪些益处，有什么不足之处

胰腺癌患者确诊时约 15%～20% 为肿瘤局限在局部，可行手术治疗，外科把这部分患者叫作可切除胰腺癌；约 40% 的患者肿瘤已侵犯胰腺外的组织和血管，称为交界可切除胰腺癌；约 50% 有远处转移者，则失去了手术治疗的机会。

目前新辅助治疗主要应用在交界可切除胰腺癌，那么新辅助治疗可以给这部分患者带来哪些益处呢？①使不可切除的胰腺癌变为可切除。通过新辅助治疗，可以使肿瘤缩小（医学专业术语叫降期），受累的血管和肿瘤分开等，从而使原来不可切除的胰腺癌变为可切除。②评估新辅助治疗的疗效。对于新辅助治疗最佳的疗效评价是患者生存期的长短，这需要长时间的观察才能看到结果，而可测量病灶（术前未手术者）、依据肿瘤大小的变化评估其疗效相对就容易了。术前新辅助治疗有效的方案，就可以为病灶切除后患者的辅助治疗提供有益的参考。③使部分患者避免不必要的手术。在新辅助治疗期间，部分患者会出现增大或转移，这部分患者看似因新辅助治疗"失去"了手术机会，但是从患者的长期生存考虑，也可以说是避免了不必要的手术。因为在新辅助治疗期间肿瘤出现增大或转移的情况，说明患者肿瘤生物学行为极差，恶性度极高，即使不做新辅助治疗而直接手术切除，术后也会很快复发转移，对延长生存期并没有益处。

新辅助治疗的不足之处可能有：由于新辅助治疗的毒副作用，部分患者的整体状况会下降到无法耐受手术，从而失去手术机会。

因此，目前国际国内学者已达成共识的是：对交界可切除胰腺癌先行新辅助治疗，患者可以获益；对可切除胰腺癌的新辅助治疗，国内外也有学者进行了尝试，但业内学者尚未达成共识。

虽然手术切除是目前胰腺癌最佳的治疗手段之一，但据文献报道即使根治性切除的胰腺癌，术后1年内局部复发率也可以高达50%以上，5年生存率约27%。因此，想要增加胰腺癌的切除率，降低术后复发转移率，并最终改善胰腺癌的整体疗效，新辅助治疗是一个有益的方法，尤其是对交界可切除胰腺癌。

72 胰腺癌的靶向治疗现状如何

靶向治疗是当下肿瘤治疗中最活跃，未来最有希望治愈肿瘤的一种治疗手段，目前在肺癌、乳腺癌、肾癌、血液系统肿瘤的治疗中已经取得了不错的疗效，尤其是在有敏感基因突变的肺腺癌上，疗效更是喜人。那么靶向治疗在胰腺癌的治疗中疗效如何呢？

客观地说，截至目前，胰腺癌的靶向治疗疗效与预期相差甚远。

早期靶向药物厄洛替尼治疗胰腺癌，用药后患者生存期仅仅延长了 0.33 个月（10 天），患者实际获益有限。之后，研究者发现靶向药物尼妥珠单抗能够明显延长胰腺癌患者的生存期。对于 K-ras 野生型（是胰腺癌常见的基因突变类型）进展期或转移性胰腺癌效果较好，生存期能够延长 5 个月，但对于 K-ras 突变型效果较差。但临床上 K-ras 野生型胰腺癌比例较低。

2019 年，胰腺癌靶向药物奥拉帕利（腺苷二磷酸核糖聚合酶抑制剂）在美国首先应用于携带 BRCA 基因突变的转移性胰腺癌患者维持治疗，结果显示中位无进展生存期延长了 3.6 个月，但没有增加总生存期。不过，仅仅有 4% ~ 7% 胰腺癌患者 BRCA 基因突变，也就是说仅仅有 4% ~ 7% 的患者有使用该靶向药物的指征。

综上所述，可以看到胰腺癌靶向药物种类少，疗效不满意，获益人群比例低。期待疗效更高、适用人群更广的新型胰腺癌靶向治疗药物的研发和应用于临床。

73 胰腺癌免疫治疗的效果如何

PD-1/PDL-1 抑制剂是目前肿瘤治疗中疗效最佳的免疫治疗药物之一，在许多肿瘤的治疗中显现了不俗的疗效，给肿瘤患者带来了希望。那么 PD-1/PDL-1 抑制剂在胰腺癌治疗中价值如何？

PD-1/PDL-1 抑制剂适用于错配修复基因（微卫星高度不稳定性）阳性的胰腺癌患者，但我国监测数据显示胰腺癌错配修复基因（微卫星高度不稳定性）阳性率仅 3%。国外胰腺癌患者阳性率更低，仅约 2%。胰腺癌患者即使错配修复基因（微卫星高度不稳定性）阳性，应用 PD-1/PDL-1 抑制剂治疗后，疗效也不如其他肿瘤患者。

有学者尝试 PD-1/PDL-1 抑制剂联合化疗治疗胰腺癌，以期达到 1+1 大于 2 的效果，但遗憾的是联合化疗的疗效并没有提高。

因此，PD-1/PDL-1 治疗胰腺癌获益人群的比率低（仅

2%～3%），而且疗效差。免疫疗法治疗胰腺癌还有很长的路要走。

74 胰腺癌免疫治疗效果总体较差，原因在哪里

免疫力下降是肿瘤发生的主要因素之一。增强机体的免疫力是预防肿瘤、治疗肿瘤的主要手段之一。近年来免疫治疗在众多肿瘤的治疗中疗效显著，但免疫治疗在胰腺癌的治疗中效果却不尽如人意。

那么胰腺癌免疫治疗效果差的原因是什么呢？具体有以下四点。

（1）胰腺癌微环境中的髓细胞、肿瘤相关巨噬细胞和调节性 B 细胞等抑制了患者的免疫细胞（T 细胞）。

（2）微环境中的成纤维细胞分泌的黏液等成分形成物理屏障，阻止免疫细胞接触肿瘤细胞。

（3）促癌基因刺激胰腺癌细胞释放信号，使编码 Ras 和

Myc 蛋白基因异常激活，在癌细胞周围形成免疫抑制的微环境。

（4）正常状态下免疫细胞（T 细胞）将胰腺癌癌细胞表面的肽片段（抗原）识为标识进而攻击、杀灭胰腺癌细胞；免疫细胞（T 细胞）对肿瘤抗原的识别依赖胰腺癌细胞表面的运载工具（MHC 分子）把抗原运输到细胞表面并逐步递增，抗原被越多免疫细胞识别，攻击能力越强。而胰腺癌细胞利用自噬细胞途径"引导"MHC 分子到细胞内的自噬体和自噬溶酶内，MHC 分子无法运输并递增抗原（肽片段）到胰腺癌细胞表面，导致免疫识别缺乏，胰腺癌的免疫治疗效果锐减。研究发现 60% 胰腺癌细胞表面缺乏 MHC 分子（MHC 分子转移到了细胞内的自噬体和自噬溶酶体中），致使免疫细胞不能识别、攻击、杀死胰腺癌细胞。

上述多个原因的综合作用，导致胰腺癌免疫治疗效果不理想。

术后并发症及合并症篇

75 什么是胰瘘，为什么说胰瘘是胰腺术后最"凶险"的并发症

胰腺是人体内最主要的消化腺体，具有内分泌和外分泌两大功能。内分泌主要分泌胰岛素、胰高血糖素、胃泌素等，外分泌主要分泌消化液，内含消化酶如蛋白酶、脂肪酶、淀粉酶等，消化液在消化道内对人体是有益的，但是一旦外溢进入腹腔对人体百害而无一利。

胰瘘通俗地讲是指胰液从消化道内经非正常途径（手术后的吻合口、外伤所致的胃肠道损伤等）进入腹腔并导致的一系列的机体损害。

胰瘘依据程度可分为 A、B、C 三级。A 级胰瘘最为常见，A 级胰瘘发生后不需更改术后治疗计划，可正常经口进食。B 级胰瘘需更改术后治疗计划，不能正常经口进食，需部分或全部肠外营养支持治疗及其他相应的治疗。B 级胰瘘如不积极治疗可发展为 C 级胰瘘。C 级胰瘘需较大程度地更改术后治疗计划，对禁食和行全肠外营养的患者需要较大的临床干预，甚至需要再次手术、介入治疗等手段，严重者可危及患者生命。

胰腺术后胰瘘的发生率差异较大，一般在 5%～30% 左右。

胰瘘的危害：胰液是由胰腺外分泌产生的消化液，胰液进入消化道，是我们每天正常消化吸收所必需的。如果胰液进入腹腔，被其他消化液成分（胆汁等）激活，就会消化腐蚀腹腔内的组织形成液化、侵蚀（如附近的血管、致使血管破裂大出血），导致胰瘘、感染、出血的系列症状，无论是感染、出血都是严重的并发症，均可对患者生命构成巨大的威胁。

76 哪些患者手术后容易发生胰瘘，又该如何预防

胰瘘是胰腺手术后严重的并发症，那么具备哪些因素的患者容易出现胰瘘呢？发生胰瘘的高危因素有以下几点：

①患者的年龄，随着年龄变大出现胰瘘的概率会上升。②胰腺的软硬度和功能，胰腺的质地软、纤维化程度低、胰管口径小、胰液分泌量大等容易发生胰瘘。③伴发其他疾病，糖尿病、肝硬化等慢性消耗性疾病。④肿瘤方面，分期偏晚、局部浸润严重等，手术时间超过 8 小时，术中出血量大等。⑤手术前黄疸严重，手术前胆道引流等。

胰瘘的预防可以从以下几个方面考虑：①加强术前的营养支持，包括经口、经静脉补充等。②纠正和改善伴发的慢性疾病，如糖尿病、低蛋白血症、贫血等。③通过药物（生长抑素）减少胰腺的外分泌。④保持引流管的通畅。⑤预防和控制感染等。

77 发生胰瘘后该如何进行治疗

胰瘘发生后，应积极地进行干预和治疗，胰瘘的治疗包括保守治疗和手术治疗等。

（1）保守治疗：①充分引流、必要时行扩大引流术，减少由胰瘘造成的进一步损害；②营养支持，补充足够的热量和蛋白质；③纠正和维持内环境的稳定，补充微量元素；④预防性地应用抗菌素，适当应用胃肠黏膜保护性药物，少量多次输注新鲜血液或新鲜血浆补充凝血因子等；⑤生长抑素，可以减少胰腺周围引流液中胰酶的浓度和胰液量，降低胰瘘和胰腺残端相应并发症的发生率，缩短住院时间。

（2）手术治疗：①胰瘘持续3个月以上，引流量无减少趋势；②引流不畅、反复感染、发热，尤其是发现较大脓腔者；③腹腔大出血；④因胰管断端瘢痕形成致梗阻性胰腺炎并伴发疼痛者。

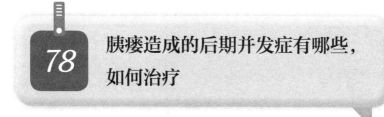

78 胰瘘造成的后期并发症有哪些，如何治疗

胰瘘如未得到及时和合理的处理，可继发多种并发症，包括以下几种。

（1）腹腔脓肿：由于引流不畅，胰液蓄积在腹腔内，影响其周围组织，造成局部坏死和继发感染，而坏死组织的存在更加重了引流不畅。患者可出现发热、腹痛和白细胞升高，引流液呈脓性。如不及时改善引流，可形成局部脓肿，乃至发生败血症或死亡。

（2）腹腔内出血：由胰腺本身或周围血管被腐蚀破裂所致。出血可积在腹腔内，也可部分从胰瘘管口流出，或者从消化道的瘘口进入消化道继发呕血或便血，严重者出现低血压及出血性休克，甚至危及患者生命。

（3）肠瘘：腹腔内严重感染，加上胰液的腐蚀作用，可造成肠壁坏死，形成肠瘘。

（4）胰腺假性囊肿形成：如胰腺引流管不通畅，或致引流窦道的外口先于瘘管闭合，使胰液积聚在小网膜腔，逐渐被邻近的器官包围，可形成假性囊肿。

（5）水与电解质平衡失调：胰液内含钾、钠、氯等离子，与血浆内浓度相仿，呈碱性。大量胰液丢失可导致低钾低钠血症和代谢性酸中毒。

（6）皮肤糜烂：胰液呈碱性，具有极强的消化腐蚀作用，胰瘘周围皮肤被胰液长期浸渍后，可发生红肿、糜烂、破溃。

79 胰腺术后出血如何分类，有什么临床表现

术后出血是胰腺术后较常见且较凶险的并发症之一，发生率为 2%～8%，危害较大，致死率高。术后出血依据出血的部位可分为腹腔出血、消化道出血、伤口出血等。依据出血的时间可分为急性出血（术后出血在手术后 24 小时内的出血）和延时出血（手术后超过 24 小时的出血）。

术后出血可表现为：术后早期出血可发生于术后数小时。少量缓慢的腹腔出血可表现为腹痛、腹胀、发热等；短期大量出血可出现腹痛、腹肌紧张等腹膜炎表现，患者逐渐出现心率增快、血压降低、口渴、出汗、血红蛋白降低等休克表现。除了共有的大量出血引起低血容量休克外，根据出血部位不同也有不同的差异表现。

（1）消化道出血：消化道吻合口出血胃管内可见引流出鲜血样液体、血红蛋白，血压下降；吻合口出血，小量而缓慢的出血多表现为便血；出血量大时，可表现为呕血和 / 或便血，可出现黑便，发生率约 2% ~ 4%。

（2）术后应激性溃疡出血：是患者在术后出现应激反应的一类特殊出血，多发生在术后 3 天以上，可表现为呕血和 / 或便血，但无明显腹痛等表现，这类出血有引起消化道穿孔的风险，并有 50% 的死亡风险，一旦发生务必引起重视。

（3）腹腔内出血：主要表现为上腹部胀痛与腹腔引流管内引流出血性液体，或引流管周围出血，血红蛋白或血压下降等低血压性休克表现。

（4）伤口出血：多表现为术后本应干燥的敷料被血液染红或渗出血性液体，一般出血量不大，加压包扎即可，如伤口出血较多或合并有伤口裂开，可行局麻下缝合止血。

小量、缓慢地出血而生命体征平稳者，可行保守治疗，但必须严密观察；如出现生命体征不稳定或休克状态，应在快速纠正循环紊乱的同时，立即介入栓塞、胃镜下止血，或手术止血。

80 怎样诊断和鉴别胰腺癌术后出血

根据刚刚结束的手术病史、临床表现、腹腔引流管或胃管引流物的性质（颜色）和引流量，多可做出胰腺术后出血的诊断，小部分患者不能明确诊断时，可酌情选择下述检查帮助诊断。

（1）血常规检查：依据血红蛋白的动态变化，可以明确显示出血量和评估出血的速度，以利于快速地决定治疗方案。必要时可在短期内连续多次检查，依据血红蛋白的动态变化可帮助判断病情的演进、出血的速度，以帮助制订治疗方案。

（2）胃镜检查：如条件许可，在不影响吻合口愈合的情况下，最好在出血24小时内进行检查。胃镜检查在明确诊断的同时可行局部治疗，如局部药物喷涂、钛夹的应用等。但如出血量大或出血速度太快，胃内血凝块太多，短期内不能把血凝块吸出清除掉的话，会影响诊断和治疗，甚至导致检查失败。

（3）超声检查：床旁超声可以显示腹腔内的液性暗区并

评估液体（出血）的量，引导诊断性腹腔穿刺，如穿刺抽吸出不凝固的血性液体可明确诊断。

（4）诊断性腹腔穿刺：在临床检查时，通过叩诊的浊音区进行穿刺，如果抽吸出不凝的血性液体，可协助作出诊断。

（5）动脉造影栓塞术：一般认为动脉造影时出血量要达到一定的量（0.3～0.5毫升/分）才能显示出血部位。另外动脉造影栓塞术仅对由于动脉血管破裂引起的出血有效。当出血量小，或由于血压低导致短暂出血停止时，效果不佳或导致造影检查失败。造影发现出血部位，明确诊断后可同时行栓塞止血治疗（栓塞物如钢圈、明胶海绵等）或喷洒止血药物是其最大的优势。

81 如何治疗胰腺术后的出血

胰腺术后出血是较"凶险"的并发症之一，一经诊断应高度重视，给予积极有效的治疗。

（1）非手术治疗要考虑以下几点。

☆补充血容量：输液尤其是输血（依据出血量和血红蛋白的指标）补充血容量是首选的治疗，在积极扩容的同时应严格记录出入量。

☆止血：①局部给药（经胃镜给药等）和全身给药（经静脉输液）止血。②胃镜下止血。随着内镜技术的进展，内镜下止血已取得良好的效果。对于出血量较小、部位明确的出血，内镜检查时用活检钳直接压迫出血部位可起暂时止血作用；胃镜下还可局部喷洒药物止血，通过内镜活检孔插入塑料管，对出血部位直接喷洒止血药物等。但内镜下止血对于大量出血则比较困难。③介入治疗。血管造影可以发现出血部位，然后可进一步应用导管介入技术，高选择性栓塞出血部位近段血管，从而达到止血的目的。鉴于介入栓塞治疗创伤小、诊断迅速、使用便利、成功率高，且可避免术后再次手术的高风险性，故许多学者提出血管造影及介入栓塞术可作为胰腺术后出血的首选诊断及治疗方法。

☆支持治疗：补充电解质等，维持内环境的稳定。

（2）手术治疗。对于存在以下任一情况则需要考虑手术治疗。

☆出血量大，快速输血不能维持血压。

☆持续出血尤其是短期（1~2天）内输血量大于2 000~3 000毫升。

☆经各种非手术治疗，出血仍不能有效控制者。

82 胰腺手术治疗出院后为什么还会出现腹腔出血，如何诊断和治疗

胰腺癌术后发生的并发症如胰瘘、肠瘘、胆瘘等如果恢复不彻底，仍会有残余的液体，甚至细菌感染。患者在住院期间由于抗菌素的应用，致使感染灶可能被"屏蔽"；或者患者由于肿瘤、手术的影响，自身免疫力低下，无法激发机体的反应（如发热、白细胞升高等）等，对残留的感染灶反应性降低，临床上表现出胰瘘、肠瘘、胆瘘等已"愈合"的假象。残留的积液、感染等慢慢腐蚀附近的血管致血管破裂，所以发生出院后的出血。

出院后的出血与在院期间表现类似（详见问题79），出现这些情况后应尽快就近就医，做相应的检查明确诊断，并给予相应的积极治疗。如患者病情允许，保证安全的情况下优先选择就诊原手术医院。

无论就诊哪家医院，尽快输液维持有效的血液循环都是首要的治疗措施。随后根据出血的量、部位等情况进行积极治疗，可能涉及到的科室有急诊科、外科、介入科、影像诊断科等。

83 为什么胰腺术后容易发生应激性溃疡，表现如何，临床上如何治疗

应激性溃疡是身体遭受严重的打击（包括身体和心理，如大手术、严重外伤、重度烧伤和感染、重大心理打击、精神及心理巨大压力下）导致胃肠道黏膜的溃疡和出血。其特点是胃内黏膜多发性、散在性溃疡性病变，发病急。应激性溃疡多在术后 3～7 天内发生，也有术后 10 小时即出现，或

4 周后才出现，文献报道最长时间可达术后 4 个月（延迟性应激性溃疡）。一般来说，术后首次出现应激性溃疡出血越早，持续时间越长，症状越重，危险性越大，死亡率越高。

胰腺术后为什么容易发生应激性溃疡呢？其原因有以下几方面：胰腺肿瘤伴发重度梗阻性黄疸，手术时间长，围手术期白蛋白降低，严重的并发症等。

应激性溃疡的临床表现主要有原发疾病（胰腺肿瘤、手术后）的表现，还有一般消化道症状和消化道出血的表现。消化道出血可表现为胃管内有血性液引出、呕血或便血（依出血量和速度可为鲜血或黑便）。出血量小时，经禁食、抗酸、局部使用止血药物治疗后，出血可很快停止。严重应激状况下溃疡可累及胃壁黏膜下营养血管，出现消化道大出血致失血性休克。应激状态下溃疡难以愈合，出血停止后常易复发。少数可伴发腹痛、腹胀、恶心、呕吐、反酸等消化系统症状。

应激性溃疡的治疗主要是非手术治疗：应激性溃疡性病变多表浅，多局限于黏膜层，非手术治疗多能够取得较好的疗效。主要治疗手段有：①禁食、胃肠减压，经胃管可行治疗和观察病情，如冰盐水洗胃、局部用止血药等。②使用止血药物，必要时使用生长抑素类药物降低门脉压力、减少胃肠液的分泌。③抑制胃酸分泌的措施，胃酸并不是应激性溃疡的因素，但是预防和治疗仍应立足于降低胃内酸度，常规使用 H_2 受体拮抗剂或质子泵抑制剂。④维持有效的血容量，适量输血或血制品。⑤内镜治疗，注射或喷洒药物、热凝固、机械夹等。⑥血管造影 + 栓塞等。

应激性溃疡仅少数需要手术止血。以下情况需要慎重考虑手术：①开始即为大出血，快速输血不能维持血压；②持续或间断出血，1~2 天输血量大于 2 000~3 000 毫升；③各种非手术治疗疗效不佳或止血后再次出血时。手术方式有胃血管断流术或血管缝扎术、选择性迷走神经干切断 + 胃部分切除术、胃大部切除术、全胃切除术等。

应激性溃疡该如何预防呢？①积极治疗原发疾病，祛除应激性溃疡的诱因，解除幽门梗阻。②加强全身支持治疗。③抑制胃酸和改善胃黏膜血液循环，保护胃黏膜屏障。④改善微循环药物也可改善胃黏膜的微循环，升高黏膜内 pH 值，抑酸剂、抗酸剂、黏膜保护剂可明显升高胃液 pH 值。⑤早期肠内营养可提供能量需求，改善胃肠黏膜的血液循环，中和胃酸，保护胃肠黏膜屏障的完整性，预防菌群失调，同时还能促进患者早期胃肠功能恢复，减少并发症，提高机体抵抗力，降低死亡率。

84 胰腺术后并发症——术后功能性胃排空障碍的定义及高危因素有哪些

术后功能性胃排空障碍（又称胃动力紊乱综合征，俗称胃瘫）指手术（多见于腹部手术）后，发生的非机械性梗阻因素引起的胃瘫，是腹部手术尤其是胰十二指肠切除和胃大部切除术后常见的并发症，发病率为 10%～60% 不等，文献报道最长的可持续 6 个月。

哪些因素容易导致术后功能性胃排空障碍的发生呢？

（1）手术因素：由于手术切除了远端胃、幽门、十二指肠等，消化道完整性受到破坏，消化道内环境发生改变等，导致胃蠕动节律失常、胃肠逆行蠕动，干扰了残胃及小肠对内容物的清运运动，致使胃排空失调。

（2）神经内分泌因素：手术可通过多种途径激活腹腔内的自主神经反射系统，通过抑制胃肠神经丛的兴奋进而抑制胃的动力，通过神经末梢释放一种激素进而抑制胃肠壁的肌肉收缩。

（3）手术后的胃肠道反流：胃肠手术后胆汁反流还可造成胃酸、胃肠道激素、消化酶分泌与黏膜损伤等变化干扰胃的正常功能，加重了吻合口和残胃黏膜炎症和水肿。

（4）患者伴发的基础疾病：术前合并营养不良如贫血、低蛋白血症，术后容易发生胃壁及吻合口水肿。术前伴发幽门梗阻者较无梗阻者胃瘫发生率高。糖尿病可致支配内脏的自主神经发生病变，使胃张力减退、运动减弱。

（5）术后并发症：术后腹腔感染、残胃炎等可加重临床表现并延缓排空时间。

（6）患者的心理素质：对于手术的恐惧和焦虑状态，会明显影响胃肠功能障碍的发生和恢复。

85 胰腺术后发生功能性胃排空障碍有哪些临床表现

术后功能性胃排空障碍的患者临床常表现为：①持续性上腹饱胀、嗳气、反酸及呕吐症状。②术后数日表现为"胃肠功能恢复"，拔除胃管进食流食或由流食改为半流食后逐渐出现上腹部胀痛不适，随之发生呕吐大量胃内容物，可伴有顽固性呃逆，再次放置胃管后胃肠减压抽出大量胃液。③体格检查可见患者上腹部胀满、压痛，胃有振水音，中下腹平软无压痛，无肠鸣音亢进及气过水声。

手术后患者出现以上这些临床症状和体征，应考虑功能性胃排空障碍的可能。对这些患者，可以做一些辅助检查验证：①口服或胃管内注入30%泛影葡胺行上消化道造影是最常用的方法。②X线动态观察胃蠕动及排空情况，功能性胃排空障碍的患者表现为胃扩张、胃蠕动减弱或无蠕动，造影剂呈线状或漏斗状通过吻合口，但胃内造影剂残留多，有明显排空减缓征象，动态观察24小时可见远端空肠显影。③手术 10 天后的患者可行胃镜检查，可见胃内大量潴留物，胃黏膜及吻合口水肿，胃蠕动差，但胃镜可顺利通过吻合口进入肠道。

86 发生术后功能性胃排空障碍后该如何治疗

功能性胃排空障碍不属于机械性梗阻，确诊后主要应采用非手术的保守治疗。

（1）再次放置胃管且不要轻易拔除，最好在症状缓解确定无疑后再拔除，否则可能延长恢复时间。

（2）应予严格禁食、禁水，持续胃肠减压，补液，维持水、电解质及酸碱平衡。

（3）给予营养支持（肠内＋肠外），补充足够的热量、蛋白质、维生素及微量元素，酌情输全血、血浆或白蛋白以纠正负氮平衡。

（4）功能性胃排空障碍的患者小肠功能是正常的，所以肠内营养主要是通过留置鼻饲管或空肠造口来进行，营养管只需放到功能正常的空肠即可，通过输注营养液可促进胃功能恢复，改善机体营养状态。

（5）高渗温盐水或普鲁卡因洗胃可减轻吻合口水肿。

（6）治疗伴发疾病：糖尿病、贫血、营养不良等。

（7）促进胃肠动力的药物：可增强胃蠕动，协调胃肠运动，达到加快胃排空、减少食物运送时间的目的。常用药物有：甲氧氯普胺、西沙必利、新斯的明等，这些药物对治疗胃瘫有较好效果；红霉素作为大环内酯类抗生素可作为促进胃肠动力的药物，静脉应用红霉素可明显减轻胃潴留。

（8）胃镜检查和治疗：不仅对诊断有帮助，同时对胃壁也是一种适度刺激，有些患者经胃镜检查后病情很快好转；通过胃镜向输出袢注气，刺激空肠蠕动从而促进功能的恢复而使病情好转。通过胃镜还可以将营养管置入远端空肠行肠道营养支持。因此，胃镜不仅是检查方法，同时也是一种有效的治疗措施。

（9）中医药：辅以中药或针灸辨证施治，如中药洗胃、针灸足三里等穴位，往往有一定疗效。

（10）心理治疗：患者多有焦虑、害怕等消极悲观情绪，家属应耐心向患者解释，消除其紧张和恐惧心理，鼓励患者配合治疗。

多数患者经积极的非手术治疗后可于 3~5 周内恢复。患者胃动力的恢复常常突然发生，于 1~2 天内胃引流量明显减少，腹胀、恶心等症状很快缓解，此时可拔除胃管，逐渐恢复饮食。

经上述内科治疗均无明显效果，在诊断上不能完全除外机械性梗阻因素者，可考虑再次手术探查。过早手术探查往往不能发现梗阻因素，反而使患者受到不必要的损伤，增加术后并发症和病死率，加重无张力残胃的排空障碍，延长病程时间。因此，应谨慎决定是否需再次手术。如决定手术治疗，通常采取全胃切除术。

87 胆瘘是如何发生的，胰腺术后发生胆瘘后有什么临床表现

胆瘘是指任意原因造成的胆管壁损伤、破裂，致使胆汁

漏出到胆管外所造成的病症。正常情况下肝脏产生的胆汁由树状的胆管系统（胆树）汇集、引流至肠道参与食物的消化吸收。胆道系统分为肝内和肝外胆管，肝脏外胆管包括胆囊、胆囊管、左右肝管、肝总管和胆总管，任何部位的胆管损伤破裂后都会形成胆瘘。胆瘘是胰腺外科的主要并发症之一。随着手术技术的提高和手术器械的完善，目前胆瘘的发生率已明显下降。

胆瘘发生后对患者的损害和临床表现，是基于胆汁漏出量不同、是否合并细菌感染等因素，表现出轻重不同的临床表现。轻微胆瘘由于破损的胆管比较小，胆汁漏出量较少，往往经过充分引流后能够自愈，一般不会造成严重的后果。严重胆瘘由于胆管破损口较大，胆汁漏出量较多，往往造成较为严重的后果。严重的胆瘘可表现为以下 4 种临床类型。

（1）胆汁性腹膜炎：大量的胆汁漏入腹腔后，由于胆汁内的化学成分刺激腹膜，造成腹膜的化学性损伤，尤其是大量浓缩的胆汁突然漏入腹腔会对腹膜产生强烈的刺激，患者会出现突发的剧烈腹痛。胆汁内的细菌则会引起腹腔感染，由此导致更为严重的腹膜刺激症状。腹膜大量的液体渗出至腹膜腔内会造成血液系统有效血容量减少，导致低血压、低血容量性休克等。而细菌感染后产生的毒素被吸收后，会产生感染中毒症状，甚至感染性休克。低血容量＋感染性休克，会加重病情，甚至危及患者的生命。

（2）胆汁性腹水：胆汁漏入腹腔后通常引起严重的腹膜炎，而在少数情况下，患者并不表现为严重的腹膜炎，仅出现腹腔内大量胆汁性液体所造成的轻度腹胀，有些甚至没有临床症状，这种情况称为胆汁性腹水。一般认为胆汁性腹水是由于少量持续的胆汁漏入腹腔后，与腹膜反应性渗出的液体混合后形成腹水。形成胆汁性腹水的胆瘘有两个重要特点：①胆漏的流量较小，持续时间长。②没有继发细菌感染，胆汁性腹水的临床表现较轻，除因腹腔内有大量胆汁性液体所造成的腹胀外，一般无其他不适。有些患者根本没有症状或只有轻度黄疸和厌食、恶心、呕吐等消化道症状。

（3）胆汁瘤：是一种特殊形式的胆瘘，是指胆管破裂后漏出的胆汁积聚在一个狭小封闭的空间内形成的囊状病灶，这个囊状病灶外周有一层假包膜，内部是胆汁性液体。随着胆汁不断漏入病灶内，胆汁瘤会逐渐增大，其临床过程类似逐渐长大的肿瘤。胆汁瘤早期的临床症状不明显，患者可能只有轻微的上腹不适感和厌食，有时伴有低热和轻度的白细胞升高。所以胆汁瘤在早期往往被漏诊。随着胆汁漏出量增加，胆汁瘤体积增大，患者出现恶心、呕吐、上腹胀痛等明显的腹部症状。

（4）窦道或瘘管：胆瘘经过一段时间有效引流的过程后，可形成窦道或瘘管。瘘管的一端与胆管系统的破裂口相通，另一端与皮肤表面的引流管戳口相通。

一般认为如果胆瘘持续2周以上，每天引流量大于100毫升，胆瘘自行停止并愈合的可能性较小。大量、长期的胆汁丢失还有可能造成水代谢和电解质平衡的紊乱。

胆瘘的治疗要根据胆瘘的部位，胆管损伤的具体类型以及患者的病情来选择合适的手术时机和手术方式。轻微胆瘘在建立通畅的胆道引流后可以赢得时间等待胆瘘自行愈合。严重的胆瘘不仅要引流胆道、控制腹膜炎症，还要考虑选择合适时机，确定可行性手术方案，将胆汁重新引至肠道。

88 胰腺癌患者发生消化道梗阻后该如何处理

消化道的通畅是人体获取营养的基础，任何形式的消化道梗阻都会给我们的健康带来极大的危害。那么胰腺癌是如何导致消化道梗阻的呢？

（1）胰腺癌发生消化道梗阻可以归纳为两个步骤。

☆肿瘤的直接压迫和侵犯，如胰头癌压迫侵犯十二指肠，胰体部癌压迫侵犯空肠起始部，胰腺癌转移灶对任何部位消化道的压迫或侵犯等。

☆胰腺癌导致功能性消化道梗阻，多表现在肿瘤晚期，如癌瘤压迫或侵犯消化道系膜神经，或严重的恶病质导致机体内环境的严重紊乱等。

（2）胰腺癌导致的消化道梗阻可以分为以下几类。

☆依据梗阻的程度分为不全梗阻和完全梗阻。

☆依据发生的急慢程度分为急性和慢性肠梗阻，肿瘤导致的肠梗阻以慢性多见。

☆依据梗阻的部位分为高位梗阻（上消化道梗阻）和低位梗阻（下消化道梗阻）。

☆依据梗阻的性质分为器质性梗阻（肿瘤的直接侵犯和压迫）和功能性梗阻。

☆依据梗阻部位的数量分为单发梗阻（消化道一个部位梗阻）和多发梗阻（消化道部位梗阻）等。

（3）胰腺癌发生消化道梗阻的概率：35%～45%的晚期胰腺癌患者会发生消化道梗阻。胰腺癌确诊时消化道梗阻的发生率约10%～25%，未来出现迟发性消化道梗阻的概率超过16%。

（4）胰腺癌发生消化道梗阻有以下危害。

☆营养补充障碍：消化道梗阻使得患者食物、水等的摄入和吸收困难，从而导致营养障碍。

☆给躯体带来的痛苦：消化道梗阻导致患者出现恶心、呕吐、停止排气和排便，进而发生腹胀、腹痛、腹膜炎、腹腔感染，甚至发生感染性休克、肠坏死等。

☆危及生命：营养障碍、感染性休克、肠坏死等均可危及生命。

（5）胰腺癌发生消化道梗阻的临床处理如下。

☆晚期或伴转移、预计生存期较短、一般状况差者，可行营养管置入、支架置入或经皮穿刺造瘘术。

☆预计生存期超过 3～6 个月者，经手术行胃空肠吻合或永久性支架置入是首选的方法。

☆术前认为可切除但术中无法切除者建议行预防性胃空肠吻合术。预防性胃空肠吻合可避免 20% 的患者出现迟发性消化道梗阻，而预防性胃空肠吻合手术并发症率并没有升高。

☆当经口进食、经鼻饲管、造瘘等不能保证患者的营养时，适时的静脉输液是必须的。

☆肿瘤晚期、多处梗阻、身体状况差等无法行支架置入、穿刺造瘘、手术等时，建议完全静脉输液维持生命。

89 胰腺癌伴发癌痛应该如何治疗

疼痛是胰腺癌最常见、最痛苦的临床症状之一，早期疼痛多以肿瘤的空间占位挤压邻近脏器（十二指肠、胃、胆道系统）和胰腺被膜等所致，多能忍受。随着疾病的进展，肿瘤侵出胰腺被膜，浸润腹膜后神经丛，疼痛多呈持续性剧痛，夜间（尤其在凌晨）加重，患者痛不欲生，严重影响情绪、睡眠、饮食等，生活质量大幅下降。

依据肿瘤治疗延长生存期限、改善生活质量的两大目标，对于胰腺癌伴发的疼痛应高度重视，给予积极的治疗。胰腺癌癌痛的治疗应从以下几方面着手：①病因治疗，首先是在力所能及的情况下控制肿瘤。但此时患者多整体状况差，难以承受针对肿瘤的治疗。②对症治疗，对于胰腺癌疼痛的治疗建议找专业的癌痛门诊医生，按世界卫生组织推荐的癌痛三阶梯治疗原则，依据疼痛的评分，进行专业系统的个体化治疗，同时要密切关注和处理毒麻药的毒副作用。

为了达到最佳的治疗效果，避免毒麻药品耐药和成瘾的发生，胰腺癌癌痛的治疗切忌以下三点：①随意性，随意用止疼药物（尤其是开始阶段疼痛评分低时，随意用高级别止疼药）、随意停药（不疼了就停药）等。②盲目性，止疼治疗切忌盲目，要按疼痛的评分级别，分阶梯用药。③单一性，止痛治疗要配合其他的治疗，如控制肿瘤、营养支持、心理安慰、保证睡眠、体能锻炼等综合治疗。

　　总之，癌痛是胰腺癌最主要的伴发症状，是影响胰腺癌整体治疗效果（尤其是生活质量）的主要原因之一，因此重视胰腺癌癌痛的治疗和管理是非常必要的。

90 胰腺癌患者发生黄疸后居家如何护理

　　作为胰腺癌家属，在家护理患者应该做到以下几点：①监测黄疸的变化，每日定时观察巩膜、尿液及大便颜色，可留下照片资料进行检测和对比。②黄疸患者常常伴随皮肤瘙痒，切忌抓挠，可使用炉甘石洗剂等止痒。③若已经放置PTCD 或 ENBD 等胆道引流管，遵从引流管居家管理总原则。此外，术后注意观察有无血性胆汁流出，术后 1 ～ 2 天胆汁呈混浊墨绿色，以后逐渐呈清黄色或黄绿色。若 PTCD 放置为内外引流，初期可保持外引流管通畅，症状明显减轻后夹闭外引流管。

在家护理时，有几点需要注意的细节：①引流袋位置应低于穿刺平面，避免胆汁回流。②若出现发热、腹痛等特殊情况时，及时通知医护人员或来院就诊。③引流液（胆汁）如何观察：正常胆汁呈棕黄色，每日 500 ～ 800 毫升。感染性胆汁呈墨绿色，胆道内出血胆汁呈血腥暗红色。若胆汁每日大于 1 000 毫升，或颜色异常，及时通知医护人员或来院就诊。

91 胰腺癌患者发生腹水后居家如何护理

腹水是胰腺癌较常见的表现，称之为恶性肿瘤相关性腹水。患者出现恶性肿瘤相关性腹水后，自我管理相对比较棘手，那么，患者家属该如何做呢？

恶性肿瘤相关性腹水的管理是基于姑息治疗原则进行的，即对症处理，主要目的是减轻患者痛苦。

另外，需要注意的就是要做好腹水的监测等以下几点。

（1）恶性肿瘤相关性腹水最常见的症状为腹胀，需每日对腹胀进行分度监测。恶性肿瘤相关性腹水腹胀程度分为轻、中、重三度。①Ⅰ度（轻度）：腹部隆起，平卧略高于胸部，腹软，可有轻度腹胀感；②Ⅱ度（中度）：腹部隆起，平卧明显高于胸部，腹胀明显，影响进食；③Ⅲ度（重度）：全腹明显隆起呈球形，患者明显腹胀，伴有呼吸困难，严重影响进食。

（2）每日监测腹围变化并记录。

（3）每日监测体重改变并记录。

还需要注意的是，通过腹胀分度调整利尿药的使用：有中、重度腹水患者，在医师指导下加用利尿药，注意保钾利尿药和非保钾利尿药物配合使用。腹胀加重或减轻时，可酌情增减利尿药频次和剂量。使用利尿剂期间，需定期检查电解质和白蛋白。

放置腹腔引流管的患者居家管理应注意以下几点：①妥善固定引流管，勿使引流管折叠、受压、扭曲、牵拉，防止引流管意外脱出或移位。②定期挤压引流管，保持引流管通畅。③保持穿刺部位干燥、清洁，定期更换引流袋，定期消毒、换药。④每日记录引流液的量及颜色。⑤引流量和性状突变时，应予以重视，及时通知医护人员或来院就诊。引流量突然减少，应检查引流管是否脱出。

特别提示：①患者出现腹胀症状明显时，可进行穿刺、适量放腹水，但应控制放腹水速度和量，切忌一次放腹水过多或过快。②患者腹围突然增加或腹胀症状突然加重时应及时通知医护人员或来院就诊。

康复与预防篇

92 什么是家族性胰腺癌，又该如何预防

胰腺癌分家族性胰腺癌（FPC）和散发性胰腺癌（SPC）。FPC 是指在一个家族不存在其他遗传性肿瘤时，出现 2 个或以上的家族成员胰腺癌患者，占全部胰腺癌的 3% 左右。文献报道约 5%～10% 的胰腺癌患者具有遗传背景，其中部分属于 FPC。

多数 FPC 家族成员的发病表现为垂直关系。FPC 一级亲属（父母、子女以及亲兄弟姐妹）的患病概率较二级亲属（叔、伯、姑、舅、姨、祖父母、外祖父母，基因相同的可能性为 1/4）高 18 倍，较三级（表兄妹或堂兄妹等）亲属高 57 倍。FPC 和 SPC 无年龄、性别差异。

FPC 家族成员的一级亲属要进行定期随访（肿瘤筛查）。具体措施如下。

（1）筛查年龄：FPC 家族成员第一次筛查年龄是家族中最小患者年龄减 10 岁，但所有 40 岁以上的家族成员都应列为筛查对象。

2019 年，国际胰腺癌筛查联合会建议，对于以下人群也要进行筛查。①所有家族性黏膜皮肤色素沉着胃肠道息肉病。②所有携带 CDKN2A 基因突变者。③携带 BRCA2、BRCA1、PALB2、ATM、MLH1、MSH2 或 MSH6 基因突变者，并且其至少有一名一级亲属为胰腺癌，具体筛查开始年龄如下：仅有家族史，没有相关基因改变的亲属推荐 50 或 55 岁开始筛查，或家族中罹患胰腺癌最年轻的亲属年龄减 10 岁开始筛查；既有家族史又有基因突变携带者，携带 CDKN2A 基因突变或波伊茨 - 耶格综合征患者，40 岁开始筛查；携带 BRCA2、ATM、PALB2、BRCA1、MLH1/MSH2 基因突变者 45 或 50 岁开始筛查，或家族中患胰腺癌的最年轻的亲属年龄减 10 岁开始筛查。

（2）筛查频率：如未发现胰腺影像学及功能异常或仅有无关紧要异常表现（良性囊性病变等）可每年检查一次；如出现异常表现，但不需立即手术治疗（轻度主胰管扩张、非肿瘤因素引起狭窄等）建议 3 ~ 6 个月进行一次。

（3）筛查项目：推荐增强、薄层、多期 CT 扫描，或增强、多序列 MRI 检查，另外监测血肿瘤标记物如 CA19-9、

CEA、CA242、CA125 等组合。国外多推荐 EUS 和 ERCP 筛查。对 FPC，国际上多已建立登记制度，并对其一级亲属进行密切随访，这一点非常值得我们学习和借鉴。

家族性胰腺癌是一种少见的遗传性肿瘤，其家族成员，尤其是一级亲属发病率明显增高，是胰腺癌的高危人群。对家族性胰腺癌一级亲属进行筛查、定期随诊，及时发现癌前病变或早期癌并给予积极的治疗，是改善其预后的根本策略，可达到早期发现、早期治疗、最终改善疗效的目的。

93 有哪些遗传性疾病与胰腺癌的发病相关

胰腺癌的发病因素中，遗传因素大约占 10%，常见的有以下遗传性疾病。

（1）家族性乳腺 / 卵巢癌，其家族成员患癌概率升高 2～3 倍或 3～9 倍。

（2）黑斑息肉综合征，是一种少见的遗传性良性疾病，它具有家族史、皮肤黏膜色素沉着及胃肠道多发息肉这三大临床特征。其家族成员患癌风险升高 0~132 倍。

（3）家族性非典型性多发痣 - 黑瘤综合征，其家族成员患癌风险升高 13~39 倍。

（4）林奇综合征，其家族成员患癌风险升高 9~11 倍。

（5）家族性腺瘤病，其家族成员患癌风险升高 5 倍。

（6）遗传性胰腺炎，其家族成员患癌风险升高 53 倍。

（7）共济失调性毛细血管扩张症，其家族成员患癌风险升高 3 倍。

（8）家族性胰腺癌，如家族中一级亲属有 1~2 个胰腺癌患者，其家族成员患癌风险升高 4~7 倍，如有 ≥ 3 个胰腺癌患者，其风险升高 17~32 倍。

因此，对于上述疾病家族的一级亲属，推荐定期进行胰腺癌筛查。以期发现早期胰腺癌，给予早期治疗，改善疗效。

94 有哪些蛛丝马迹可以帮助我们及早地发现胰腺癌

胰腺癌的早期发现是世界性难题，早期发现率仅 5%。临床上我们强调要敏感识别，并抓住胰腺癌的蛛丝马迹进行有效的检查。那么胰腺癌的蛛丝马迹都有哪些？

（1）关注不经意的症状：如上腹不适、食欲下降或消化不良、消瘦乏力、腰背部发紧或束带感、突发的糖尿病等。

（2）关注有不良生活习惯的人群：吸烟、三高饮食、习惯性熬夜等。

（3）关注相关的良性疾病：慢性胰腺炎、糖尿病、肥胖、幽门螺杆菌感染、良性疾病（胃溃疡、胆道结石和炎症等）手术后。

（4）关注家族史：家族中一级亲属恶性肿瘤（尤其是胰腺癌或消化道恶性肿瘤）病史者。

（5）关注健康体检或其他疾病就诊中发现的和胰腺相关的异常表现。

如果有以上任意一点异常，就需要高度关注是否有胰腺癌的可能，应及时到医院，咨询专业的医生进行专业的检查。如果检查正常但以上因素持续存在，应定期到医院复查，以期发现早期胰腺癌，提高其疗效。

95 居家的胰腺癌患者如何预防或减轻营养不良

因为营养不良本身对机体的损耗很大，同时也高度影响肿瘤治疗效果和康复进程，不容小觑，所以我们要精准施治，尽早干预。

首先，要高度重视营养问题，把营养作为肿瘤治疗的重要组成部分和贯穿肿瘤治疗的全过程。机体正常细胞和肿瘤细胞"开战"，要保持良好状态，"仗"才打得下去，俗话讲"兵马未动，粮草先行"就是这个道理。"饿死肿瘤"的概念是错误的。

其次，针对患者容易发生营养不良的病因进行有效预防。如积极控制肿瘤，这是预防营养不良的根本；降低手术、放化疗治疗的毒副作用；寻求心理医生的帮助以减轻患者压力；增强家属和社会的关爱；鼓励患者进行适度的锻炼和保证充足的睡眠等。以上这些措施都有助于预防和改善营养不良。

然后，对患者早期的厌食要高度重视，给予积极的应对。可以考虑以下措施：①寻找医生帮助，指导患者如何进食，并可给予适度的药物辅助治疗。②选择易于消化吸收的食物，考虑三餐之间加餐（少量多次）。③选择成品营养液：这类营养液具有营养丰富、容易吸收、应用方便等特点。总之：要尽量经口腔进食，补足营养，达到平衡。④如经口腔进食不能满足身体的需求，应寻求静脉营养支持，以达到机体营养平衡的需要。⑤切记不要把早期、轻度的厌食演变成习惯，或认为是肿瘤发展的必然。

最后，掌握预防和防治营养不良的原则，做到心中有数，具体包括：①干预要趁早。从一出现厌食症状就进行干预，可以通过少量多餐、增加食谱的种类或花样、替代食品，直至静脉补液。切记不要等营养不良很严重了才开始关注营养问题。②适当超量补给。可以求助营养方面的专家，依据身高体重精准计算出每天的热量消耗或能量需求，在适度增加的情况下选择食谱（正常食谱、半流食、流食、患者专用的替代食品等）。无论采取哪种方式，补足营养是最终目的。③借助助消化的药物。如各种消化酶、中医药，以增加患者的消化吸收。④心理疏导、改善睡眠、适度运动。⑤静脉补液，在补液前、补液中最好不定期地咨询专业人员，以便指导补什么液体，补多少量。

总之，营养是患者战胜疾病的基础，是胰腺癌患者获得好的治疗效果的先决条件。

96 幽门螺杆菌感染与胃癌、胰腺癌的发生发展有关联吗，应该如何预防

受传统文化的影响，我国绝大多数人群推崇和喜欢家庭亲情浓厚、气氛欢乐祥和的餐桌饮食文化。但不使用公筷的用餐习惯也是导致我国幽门螺杆菌感染概率大增的原因之一。统计发现我国成人幽门螺杆菌感染率高达 70%。

幽门螺杆菌是一种螺旋形微厌氧菌，对生长条件要求十分苛刻。幽门螺杆菌感染主要与生活环境和生活习惯有关，人传人（经口 - 口传播）是其主要的传播途径，不用公筷或不分餐进食是其主要的原因。

自然人群幽门螺杆菌感染调查数据显示：卫生条件差、集体生活的儿童中幽门螺杆菌感染可高达 64.39%，孩子的感染主要来自年长的家庭成员；家庭人口越多，感染率越高；在外就餐多、个人卫生习惯差、饮用污染水的人群，易发生幽门螺杆菌感染。

幽门螺杆菌定居在胃，经过不停地繁衍逐步破坏胃组织。幽门螺杆菌感染后的危害如下：感染→慢性浅表性胃炎→慢性萎缩性胃炎→胃溃疡、出血→肠化生→异型增生→胃癌。

幽门螺杆菌感染引起的疾病包括：慢性胃炎、慢性萎缩性胃炎、淋巴细胞性胃炎、胃溃疡、十二指肠球部溃疡、胃癌、胃黏膜相关淋巴组织淋巴瘤等；少见的胃部疾病如增生性胃息肉、胃黏膜肥大症等；其他疾病有缺铁性贫血、血小板减少症、维生素 B_{12} 缺乏症等。新近研究发现，幽门螺杆菌感染可以促进胰腺癌的发生。

幽门螺杆菌感染可引起众多疾病，严重影响人类健康，而不使用公筷等不良生活习惯又是幽门螺杆菌感染的主要原因。因此，改变不良生活习惯，提倡分餐制、桌餐用公筷等，这种简单的改变可以大幅减少幽门螺杆菌的感染，从而减少胃癌等疾病的发生，并有益于胰腺癌的预防。

97 胰腺癌术后为什么要随访，具体随访哪些内容

胰腺癌恶性程度极高，手术是其主要的治疗手段，手术可以切除肿瘤、解除症状、提高疗效和提高生活质量。但胰腺癌手术后复发转移率高、复发转移时间早，从而影响了胰腺癌的整体疗效，这也是其恶性度高的主要特征之一。因此为了提高胰腺癌的整体疗效，术后定期、正确地随诊，及时发现复发转移灶，并给予及时科学的治疗是十分必要的。那么胰腺癌术后该如何随诊？

（1）胰腺癌术后推荐按以下频率随诊。

☆胰腺癌术后2年内应每3个月随诊一次，2～5年内每

6 个月随诊一次，5 年后每 12 个月随诊一次。

☆胰腺癌术后化疗和 / 或放疗期间的检查可作为随诊的内容之一。

（2）胰腺癌术后随诊包括以下内容。

☆患者的主诉和身体整体状况：饮食和体力恢复情况、睡眠状态、工作和参加锻炼情况等。

☆一般血液指标：血常规、肝肾功能、血糖、消化酶、常规的免疫指标等。

☆肿瘤标志物：CA19-9、CEA、CA125、CA242 等。尤其要关注各项指标的动态变化。

☆影像学检查：超声、CT、MRI、PET-CT、EUS 等。在医生的指导下选择应用。

（3）胰腺癌随诊医院的选择：原则上最好在原手术医院进行随诊，但由于各种客观或主观因素如无法做到，建议每年到原手术医院随诊一次。

总之，胰腺癌的手术治疗疗效评估是一个动态的过程，手术后不是万事大吉，是抗癌战争进入了一个新阶段，应定期随诊、综合治疗，才能使手术的疗效最大化。

98 胰腺肿瘤患者术后应如何居家护理

俗话说"三分治、七分养"，胰腺肿瘤患者手术后科学、合理的居家护理对患者的快速康复、长期生存等，都是十分重要的。居家护理主要关注以下几个方面。

（1）有关饮食。"民以食为天"，形象地说明了饮食的重要性。科学、合理、平衡的饮食是人类健康的基础，早饭吃好、午饭吃饱、晚饭吃少是基本的原则。限制饮食"饿死肿瘤"的说法是错误的。

胰腺是人类主要的消化器官，包括肿瘤在内的胰腺任何疾病，都会导致胰腺功能下降，势必影响患者的消化和吸收。胰腺手术后其饮食应参照以下原则：①依据身高体重计算出每天的热量等需求，但肿瘤患者术后消耗大、能量需求高，实际数值应高于计算出的结果，这样才能满足患者生活的基本需求。②饮食的种类和饮食的量要因人而异。每个人的消化能力不同，其饮食结构（种类）、饮食量也应该各异。

饮食应遵循大的原则，按照早、中、晚三餐正常进食。如果患者在上顿吃饭后下顿饭前还有食欲，这种饮食结构即为患者本人当下消化能力所适应的饮食结构。也可以采用在此基础上稍微减量、在两顿正餐之间适量加一次餐，如点心、粥等少量多餐的饮食模式。③如正常经口进食不能满足机体的基本需求，可考虑用市场或药店的营养液制品补充。这些制品多具有无渣或少渣、容易吸收的特点，可在医生的指导下酌情使用。④如果在前两项基础上还不能满足机体的基本需求，可考虑居家或社区静脉补充部分营养。⑤在身体条件允许的情况下（心肺肝肾脏器功能允许）多喝水是十分重要的，可以采取少量多次的饮水模式。⑥高龄、运动少、消化道疾病（肿瘤）等人群容易发生便秘，建议这些人群多吃蔬菜水果等提前进行预防，或吃一些缓泻药，不要等便秘发生后再处理。

（2）有关运动。生命在于运动，适当运动对改善身心状态、保持身体健康、提高免疫力是十分重要的。居家运动要考虑自己的身体状态、体能、居家条件等来选择适宜自己的运动方式。就运动量来说应掌握：当日运动后，经一夜的休息第二天起床感受到身心轻松、无疲乏感为好。

（3）有关睡眠。充足的睡眠是身体健康所必需的，在时间十分充裕和自由支配的情况下，也必须保持规律的作息时间，适当的午休。在长期睡眠不足的情况下，可酌情借助药物帮助，但最好在专业医师推荐下实施。

（4）有关心理健康。身心愉悦是身体健康的重要因素，要保持好的心态，乐观生活每一天。①特别强调家人的关爱、彼此的理解是身心健康的关键。②可以重拾自己的业余爱好，比如绘画、写字等。③翻一下自己和家人的老照片，回忆和家人一起度过的美好印记，并对记忆进行分类梳理等；或翻一下自己在学校的毕业纪念册，回忆一下自己的校园生活和久已不联系的同窗好友等。任何能有助于调整心态、身心愉悦的活动和事件都是值得去做的。

总之，自己最了解自己，也是自己最好的医生，自身的健康是家庭幸福的根本要素，也是对家庭的最大贡献。愿您身体健康平安，家庭和睦幸福。

99 胰腺癌患者发生营养不良的原因有哪些

营养是人们赖以生存的基础，营养平衡是人类维持健康的基础。要清醒地认识到营养不良本身就是一种疾病。营养不良的危害，尤其是对肿瘤患者的危害是伤及根本的。人体即使在静息状态（如睡眠）下，心脏跳动、呼吸、血液流动等生理活动也是需要消耗能量（营养）的，不能正常进食导致能量补充不足的话机体就会消耗原有储存如肌肉、脂肪组织等，长此以往就会导致患者出现消瘦、营养不良、恶病质等严重的伴发疾病。

肿瘤患者尤其是消化道肿瘤（如胰腺癌、胃癌）患者多伴发营养不良，肿瘤患者容易发生营养不良，原因包括：①肿瘤细胞的增殖、代谢等能力高于正常细胞，所以肿瘤患者属于高代谢状态，需求增加；肿瘤本身的占位、侵袭转移等导致消化能力下降，从而导致摄入吸收减少；②治疗（手术、化疗、放疗）的因素；③患者心理压力等因素。

　　胰腺癌发生营养不良的概率高达 90%。胰腺癌患者营养不良发生的主要原因包括摄入不足、吸收率下降和消耗增加等。①摄入不足：胰腺癌患者发病初始多表现为食欲下降，随着病程的进展食欲下降会逐渐加重，胰腺癌患者摄入不足大体可分为三个阶段。第一阶段：食谱不变、食量下降。这是最容易被患者和家属忽视的阶段。第二阶段：食谱改变如固体食物变为半流食、流食，富含蛋白质、脂肪的食物变为单一的淀粉为主的食物，以及食谱中食品的种类减少，食量下降。第三阶段：仅仅能摄入流食。第四阶段：无法进食/水。②吸收不良：由于胰腺癌组织对胰腺的破坏、对胰管的压迫或阻塞，致使胰腺的外分泌功能出现问题，胰液减少以至于不能进入消化道，致使摄入的食物不能被完全消化和吸收。③消耗增加：众所周知，癌细胞对营养物质的需求远远高于正常细胞，癌症患者都是高消耗状态，导致胰腺癌患者消耗增加、营养不良，直至恶病质的发生。

　　综上：胰腺癌患者极其容易发生营养不良，而营养不良是影响胰腺癌预后的重要因素，因此，家属和患者要高度重视，尽量避免和延缓营养不良的发生。

100 如果胰腺癌手术后出现复发转移，应该如何处置

手术是胰腺癌治疗的主要手段之一，相较于其他治疗疗效更好。但适用于手术治疗的胰腺癌患者比例低（15%～20%），另外加上手术本身和麻醉的风险以及术后复发转移的比例高等因素（即使是根治性切除术后1年复发的比例高达50%～100%），我们在选择手术治疗时会有所顾忌。那么在胰腺癌术后出现复发转移，我们该如何处置呢？

术后复发胰腺癌患者通常预后不佳，尤其是短期复发的患者，复发胰腺癌的治疗应经多学科综合讨论，制订个性化的综合治疗方案，有以下几点建议。

（1）2年内复发转移的胰腺癌，应以全身治疗为主，如化疗，必要时辅以消融、放疗等局部治疗。

（2）2年后单一复发转移：如患者全身状况允许，可考虑局部治疗，如手术、放疗、消融等，局部治疗前或后辅以全身药物治疗。单一复发转移者，既往未接受过放疗且可以接受系统化疗者，可考虑同步放化疗。胰腺癌患者局限肺转移的预后相较其他部位好，对于孤立或局限的肺转移患者可考虑在有经验的医疗中心采用立体定向放疗。

（3）2年后多处复发转移：应以全身治疗为主，治疗后肿瘤得到局部控制后，可考虑辅以局部治疗，局部治疗后再酌情全身治疗，即所谓的"三明治"式综合治疗模式。

另外推荐早期发现的复发转移胰腺癌患者，参与临床研究。

101 如何做好胰腺癌患者的心理调整

癌症患者面临心理压力、情绪波动、身体反应、现实困境问题等多方面的挑战。生物 - 心理 - 社会医学模式的转变提示癌症的康复应关注患者的心理状态。胰腺癌预后差以及突出的疼痛、疲乏及情感痛苦的体验让患者更容易焦虑及抑郁，故居家医养期间有更高的心理关爱需求。

那么患者和家属如何做，才能调适好心理状态，与癌症抗争呢？

（1）重视定期心理筛查。胰腺癌恶性度高，且大部分伴有疼痛，可能会给病患及家属的心理带来巨大痛苦与压力，所以支持性心理照料应贯穿胰腺癌治疗的全程。定期的心理筛查是有效辅助手段，应纳入到管理中，尤其在疾病状况发生变化（如肿瘤复发、进展或出现治疗副反应）时。应辨别心理痛苦的程度和性质，可用痛苦温度计、埃德蒙顿症状评估系统等进行评估。

（2）癌症患者心理行为干预包括信息引导性干预和综合减压性干预。①信息引导干预：向患者提供有关诊断、治疗、治疗副作用、预后、费用等信息，帮助患者承认不确定感、焦虑、抑郁等痛苦多见且"正常"，澄清错误认知，并给予一定保证和支持。②综合减压干预：包括心理药物治疗、认知 - 行为干预和支持 - 表达干预。可居家实施的非药物干预包括芳香疗法、催眠治疗、艺术治疗、肌电生物反馈等，正常化痛苦、同伴支持小组、正念减压、冥想、瑜伽、放松、压力管理等在指南中均有推荐。

（3）音乐舒缓疗愈。好听的音乐能帮助舒缓情绪，且能改善心率、血压、呼吸、疼痛等躯体指标，提高生活质量，在治疗的各阶段均推荐，尤其在晚期癌症及姑息治疗中。常见干预手段包括音乐欣赏、音乐引导想象等。治疗场景的选择可多样化，一般持续时间 20～70 分钟，一周 1～3 次。社会工作者可提供提前录制好的音乐，专业音乐治疗师可将患者更好纳入治疗环境中，可同时结合其他心理社会支持，也可利用网络配套资源以及手机软件等。

（4）癌症会影响患者身边每一个人，心理社会支持也应关注胰腺癌患者的家人，给予必要的关心、鼓励与指导。

（5）帮助癌症患者规划一些美好的事项：鼓励患者和家属关注生活中美好的方面，继续做那些喜欢的和享受的、有意义的事，如外出旅游、遛狗、阅读等，别让思虑全被癌症笼罩，别让坐困愁城成为生活的全部。

（6）关于胰腺癌患者的心理调整还需注意以下几点：①心理社会的支持与实施依赖于早期相关人员的加入，包括护理、社会工作、营养、心理等多学科跨专业合作。②心理获益程度常与次数有关，但会增加相应花销与压力，需平衡成本 - 效益的关系。③患者出现严重情绪或其他精神问题时，需及时转至精神科进行干预。

102 胰腺癌患者如何进行运动和锻炼

胰腺癌恶性程度高、预后差，提高生活质量是主要目的之一。合理运动能够促进胰腺癌患者的康复，保护生理机能，对抗骨骼肌衰减，提高免疫力，改善睡眠，提高生活质量。

（1）运动和锻炼的原则：①运动适合于所有胰腺癌患者，任何分期的患者都能从适宜的运动中获益。②应依据患者体质、肿瘤分期、治疗方式等差异，制订个性化的运动方案；同一患者因处在不同的治疗阶段，运动策略亦需随时调整。③应遵循适量及循序渐进原则，开始运动时不能过量，运动量以第二天能够完全恢复、不会感觉到疲劳为宜。④运动项目类型、时间、强度、方式、频率等要因人而异。⑤运动锻炼时最好全程有人照顾。

（2）运动类型选择：①胰腺癌患者运动不宜剧烈，应避免各种极限运动。②以有氧运动、抗阻训练、有氧运动结合抗阻训练为主。有氧运动可根据患者的既往运动习惯选择适宜的类型，如慢跑、走路、游泳、骑自行车等。抗阻运动应以覆盖上下半身的主要肌群练习为主。

（3）运动频率及强度：应依据患者当前并结合过去 1 个月的运动频率、强度、种类和时间综合评估、研判。①达到过去 1 个月运动频率和强度者：以 ≥ 5 次 / 周的频率，中等强度或中高强度的多种锻炼方式结合，每次锻炼 20 ~ 60 分钟。②达不到过去 1 个月运动频率和强度者：以中等强度的快步走方式，每周运动 3 次，20 分 / 次；2 ~ 3 周后，若达到后改为中等强度的快步走方式，每周运动 5 次，30 分 / 次；若不适应则继续原运动方式。③对病期偏晚、体质较弱者，可采取走路的运动方案，每日 2 000 ~ 8 000 步；如体质特别虚弱者可采用个性化的运动方案，如从坐到站、小腿抬起、膝盖伸展、膝盖抬起、侧腿抬起、脚踝负重等。④病重的患者运动前最好咨询专业人员，评估内容包括生命体征、心肺功能、骨骼肌水平、各项运动的基线数据。⑤有下列情况不宜运动：白细胞计数低于 0.5×10^9/L，体温高于 38℃，发生急性感染。若伴发骨转移应在医生专业指导下运动，尤其应避免大负荷运动。

103 胰腺癌患者日常餐食该如何调理

胰腺癌患者术后常规需禁食禁水，术后早期肠内营养配合肠外营养治疗，出院回到家后约有 85% 的患者伴有营养不良和体重下降。放化疗后，由于治疗的毒副作用，患者的营养状态也不好。那么胰腺癌患者居家日常饮食如何准备和烹制？

（1）日常餐饮烹制：①种类的选择，患者居家的首要任务就是吃好，可以把饮食种类的选择放在每天所有事宜的首位。三餐需以高精蛋白、高维生素、限制脂肪的饮食为主。最好不选择高动物脂肪食材、黏滞不易消化的食物以及烟熏及腌制食品。在满足患者口味的同时可多选择鸡鸭肉、海鲜等富含优质蛋白质的食物。临床营养学及现代医学中没有"发物"的概念，此类动物食品富含蛋白质及其他微量营养素，利于患者的早期康复。②烹制原则，家属应为患者制作可口且营养高的饮食，尽量做到色、香、味俱全。不制作生冷、坚硬、辛辣的饭菜。

（2）进食次数：以 5～6 次为宜，除每日三顿主餐外，每餐间加餐一次。进餐次数应以患者的消化能力和食欲进行调整。

（3）每餐的进食量：因每个人的消化能力不同，个人应慢慢摸索规律，原则上以七分饱，或下次进食前有食欲，或者以进食后患者无恶心呕吐、腹部不适且排便通畅为标准。患者切勿饮食过饱。

（4）术后进食顺序：按照水、流食、半流、软食、普食的顺序进食。

（5）血糖监控：血糖正常或控制稳定的患者，可适当增加淀粉类食物的摄入。在保证营养充足的基础上，适当控制脂类和蛋白质的摄入，过多的脂肪和蛋白质摄入会增加残余胰腺的负担，导致消化不良和腹泻。如果血糖控制不佳或波动明显，则需在控制碳水化合物摄入的基础上用药物调控血糖。对术前没有糖尿病病史的患者，家属尤其要注意监测患者的血糖波动，切勿一味追求术后增加营养，而不控制热量的摄入。

（6）切勿盲目购买并服用偏方或保健品，因其成分复杂且不明确，有些还含有激素且疗效并不确定，甚至有可能影

响药物发挥效果。如确实需要服用，也应该在正规医院医生指导下使用，切忌盲目自行服用。

104 国外医学界对于胰腺癌患者的营养和运动有什么推荐吗

我们可以参考美国癌症协会最新版的《癌症幸存者营养和运动指南》。

近 30 年来，美国癌症总死亡率下降了 32%，5 年相对生存率高达 68%，癌症防治成绩喜人。影响癌症预后的因素很多，其中往往被人们忽视的营养和运动的影响作用也是不容小觑。众所周知，肿瘤发生的主要原因之一就是免疫力的下降，当机体不能对人体发生的肿瘤细胞进行有效的监视和清除时肿瘤就发生了。免疫力的下降还会导致肿瘤容易复发转移、影响预后，而营养和运动是提高和改善机体免疫力的重要因素。因此科学合理的营养和运动可以帮助癌症患者降低复发和转移的风险，改善疗效，降低死亡风险，提高生存率。

美国癌症协会在 2006 年和 2012 年分别发表了第一和第二版《癌症幸存者营养和运动指南》，2022 年 3 月 16 日又发布了第三版指南，现将部分内容摘录、编辑如下，希望能对我国的肿瘤患者有所裨益。

（1）饮食及营养原则：①要勇于尝试新的食物种类，以前不喜欢的某些食物在治疗期间可能会感觉味道不错，从而变得喜欢。②多选择不同的植物性食物，尝试每周吃几顿豆类而不是肉类食物。③每天多吃水果和蔬菜，五颜六色的蔬菜水果和植物性食物含有更多天然的促进健康的物质。④尽量保持和维持健康的体重、保持一定的运动，治疗期间体重的微小变化是正常的。⑤限制烟熏、盐腌等腌制食物的数量，限制或避免食用红肉或加工肉类食物。

（2）推荐的饮食模式：①选择营养丰富的食物，可以帮助您达到并维持健康的体重。②首选深绿色、红色和橙色蔬菜、富含纤维的豆类（豆类和豌豆）等。③多食用各种颜色的水果和全谷物类食物。④尽量减少红肉和加工肉类、含糖饮料，以及高度加工食品和精制谷物产品。⑤最好不喝酒。

（3）运动的建议：①每周保持 150～300 分钟的中等强度活动（如快走、瑜伽、悠闲地骑自行车等），或每周

75～150 分钟的高强度活动（如跑步、游泳、单打网球等），或两者的结合。②每周要有 2 天或更多天的肌肉强化活动（如举重、俯卧撑或深蹲等）。③运动时需要采取一定的防护措施，如慢慢开始、循序渐进，运动中注意倾听身体的反馈信号，你的肌肉会告诉你什么时候需要放慢速度和休息，或什么时候可以做更多的运动。

（4）控制合理体重的建议：通过饮食和体育锻炼保持（或增加）肌肉质量、保持健康的体重和肌肉力量对癌症康复过程至关重要。①每天吃一些小零食，而不是三顿大餐。②在每天的任何时间吃您最喜欢的食物。③每隔几个小时吃一次，不要等到饿了再吃。④在您最饿的时候吃最丰盛的一餐，如您早上最饿，就让早餐成为您最重要的一餐。⑤尝试在每餐和零食中吃高热量、高蛋白的食物。⑥饭前适度运动，如散散步可增加食欲。⑦多喝高热量、高蛋白的饮料，如奶昔和成品补充剂。⑧可以在两餐之间多喝水或液体饮品。

（5）常规建议：①确诊后尽快找专业人员（如营养师）进行营养评估和咨询，预防或解决营养缺乏、保持肌肉质量以及预防和管理可能对营养状况产生不利影响的治疗副作用，以降低患新癌症的风险。②如身体条件允许可定期进行体育锻炼，以避免肥胖并保持或增加肌肉质量。③遵循健康的饮食模式并提供足够的营养，有助于降低其他慢性病（如心脏病、卒中和糖尿病）以及降低患新癌症的风险。

罹患癌症和接受癌症治疗的患者会面临营养等多种挑战，科学合理的饮食和营养可以帮助癌症患者更好地对抗癌症、改善疗效、降低毒副作用、获得更好的生存。

105 戒酒和限酒：您应该知道的一些常识

酒在我国数千年的历史中居于重要的地位，在人们的衣食住行中不可或缺，无论是日常三餐或大小节假日，酒和油盐柴米酱醋茶一样，伴随着人们生活的日常，从"酒是粮食精""无酒不成席""小酌怡情"等语言中可窥见一斑。

酒的主要成分是乙醇和水。随着科学的发展和进步，人们对各种疾病的认识不断加深，酒可能在不同程度上参与了多种疾病的发生、发展以及转归，酒对健康的危害逐渐被人们所认识。

那么酒可以对人体造成哪些伤害呢？我们可以简单地分为以下几种。

（1）急性直接性伤害：大量饮酒后可以发生急性酒精中毒、急性胰腺炎、急性胃出血等，可以诱发心脑血管疾病如急性心肌梗塞、急性脑出血或脑梗死等。

（2）急性间接性伤害：大量饮酒后酒精可以作用于大脑皮层，导致人的思维、语言、行为障碍，诱发机体意外伤害如各种事故（如交通事故、误吸），还会导致心理伤害，如由于言语不慎导致的家庭、社会矛盾的激化等。

（3）慢性伤害：长期饮酒可导致慢性酒精中毒、肝硬化、高血压、心脑血管疾病，尤其是多种恶性肿瘤如口腔癌、喉癌、食管癌、胃癌、结直肠癌、肝癌、胰腺癌及乳腺癌等。因此，世界卫生组织早已把酒精列为了一级致癌物。

酒对人体伤害的机制具体是怎么样的？我们可以分为以下三点：①酒精的直接作用，酒精对大脑皮层早期刺激、兴奋，后期则形成抑制，对人思维、行为、语言的影响所产生的连带作用；对胃肠道黏膜的刺激可导致急性胃炎、出血、穿孔；对消化道功能的干扰等可导致急性胰腺炎等危及生命的疾病。②酒精代谢产物的作用，酒的主要成分是乙醇，酒精进入体内首先代谢为乙醛，然后乙醛代谢为乙酸从而排出体外。目前研究显示乙醛有两个重要的致癌机制，即乙醛能够直接结合 DNA 导致基因突变和促使细胞凋亡。长期大量饮酒，导致基因的改变，最终诱发肿瘤的发生。长期大量饮酒还可以导致酒精性肝炎、酒精性肝硬化从而导致肝癌，这也是西方国家肝癌最常见的发病原因。③酒中杂质的作用，假若酒中含有一定量的杂质如甲醇，可导致失明、中毒、死亡的发生。

因此，饮酒要慎重，不喝或少喝是对自己健康的负责、对家庭的负责、对社会的负责。

106 致命的急性胰腺炎有多厉害

胰腺是人体最主要的消化器官，主要有内分泌和外分泌两大功能（详见问题 1）。

急性胰腺炎就是由于各种原因导致胰酶被过度分泌和激活，导致胰腺组织被这些具有强消化能力的胰酶"自我消化"，引起急腹症。急性胰腺炎分为急性单纯性、急性渗出性和急性坏死性胰腺炎。急性坏死性胰腺炎患者不仅导致胰腺、周围脏器等自我消化，还会导致继发感染，大量毒性因子进入血液，继发多器官功能衰竭、严重感染，是十分凶险的疾病。

急性胰腺炎多在患者伴发高脂血症或胆囊结石等疾病，或机体劳累疲乏的情况下，暴饮暴食尤其是在食用大量油腻饮食及酗酒后发生的。该病发病急、进展快，并发症多且重，约 20% 的急性胰腺炎会发展成为急性坏死性胰腺炎，而后者的死亡率高达 13% ~ 35%。

急性胰腺炎早期（急性单纯性胰腺炎）最常见症状是腹痛、腹胀、低热、恶心呕吐、食欲不振等，进食或饮水后腹痛加重，血液检查提示淀粉酶升高等。随着疾病的进展，或者延误治疗或治疗不彻底，急性胰腺炎会发展为急性渗出性甚至急性坏死性胰腺炎，患者会出现多脏器受累和脏器功能衰竭、重度感染和高热、中毒性休克等。

急性胰腺炎诊断不难，节假日聚餐、人们纵情狂欢时发病率明显升高。在有前述诱因、并出现上述症状时应尽快到医院就诊。

明确诊断后，患者早期积极治疗如禁食、水等会很快康复。如治疗不及时或病情进展，可能会发展为急性坏死性胰腺炎，波及多个脏器或器官，致多脏器衰竭、休克等，甚至危及生命。另外，急性胰腺炎治疗不彻底，或者急性胰腺炎反复发生，会发展为慢性胰腺炎。而慢性胰腺炎会导致糖尿病、消化能力下降，后患无穷，更恐怖的是慢性胰腺炎是胰腺癌的高危因素，可能会导致胰腺癌的发生。

对于急性胰腺炎预防胜于治疗，规律地生活，避免暴饮暴食、酗酒，尤其是高脂血症、胆系结石的人群。积极治疗、阻止急性单纯性胰腺炎发展为急性坏死性胰腺炎，是避免致死性重症的不二法宝。

胰腺是人体的主要消化器官，是人体忠诚的"朋友"，爱惜我们的胰腺，减少胰腺的负担和损害，爱惜我们的胰腺，避免"致死性"疾病如急性坏死性胰腺炎和胰腺癌的发生，对我们的健康异常关键。

107 什么是健康

什么是健康？一般认为健康就是"不生病"，那么您同意这种观点吗？

西班牙 Carlos López Otín 教授和法国 Guido Kroemer 教授于 2020 年发表在权威杂志《细胞》上有关健康的最新观点指出：健康的 8 个核心标志，从宏观到微观，从人的整体、器官、细胞、亚细胞、分子等多个层面，对健康给出了系统性的定义。

（1）标志一：屏障的完整和修复能力。

人体的屏障有很多，包括：皮肤、胃肠道黏膜、呼吸道黏膜等为我们提供了与外界环境相隔的屏障；血脑屏障、细胞膜、线粒体膜、细胞核的膜结构是人类体内不同的屏障等。

这些屏障允许特定的物质或分子进入特定的区域，这些屏障的完整性对维持健康至关重要。以血脑屏障为例，它相当于一道大脑过滤系统，由神经、血管的多种细胞紧密连接而成，限制了血液循环中的细菌或导致炎症的化学物质等进入脑组织。血脑屏障出现问题如"渗漏"，就会导致多种神经系统疾病。

（2）标志二：遏制和修复局部变化的能力。

人体在不同内因和外因下，会发生程度不同的微小局部变化，如外力造成创伤破损、病原体入侵、细胞分裂过程中的各种"意外"造成DNA修复失败，出错的蛋白质堆积等。如果不能消除这些"差错"或避免错误扩散，最终有可能导致全身性疾病。

（3）标志三：回收和更新能力。

蛋白质、脂质、核酸等是人类生命过程必需的分子，会被氧化修饰或自发变性降解导致细胞受损；外部的应激还会导致损伤加速。大多数细胞成分和细胞类型都被不断回收，这意味着细胞需要经历主动死亡、清除并替换更新的过程。伴随衰老出现的许多疾病，其发生发展与回收更新过程发生的障碍有密切关系。

（4）标志四：网络"集成"能力。

维持健康的生物体，涉及不同网络间的"集成"：从细胞内结构，到组织器官，到人体与微生物群之间，不同的网络相互交织，很多要素在不同层次同时发挥若干作用。如常见精神疾病（如抑郁症）与代谢综合征相关，精神障碍或代谢障碍以及癌症又与肠道菌群的变化有关。

（5）标志五：节律和周期的调节能力。

精准的时序控制对于人类健康至关重要，心率、呼吸、脑电活动、肠蠕动，很多关键器官的功能都有赖于一定的节律。激素的分泌、一些细胞因子的活性变化也分别有不同周期的波动变化。最受关注的生理节律是 24 小时为周期的昼夜节律（生物钟）。轮班工作、睡眠不规律、睡眠质量差、频繁跨时区旅行、进食时间混乱等各种原因引起的昼夜节律改变，与多种疾病风险增加有关，包括癌症、抑郁症、糖尿病、肠道菌群失调等。健康维系需要从分子、细胞到器官、整体的不同网络成功集成，这些网络通过生物钟保持节律同步。

（6）标志六：内稳态的复原能力。

体温、体重、血液酸碱度、血糖、血压、血氧浓度、激素浓度等无数生物学参数，通常总是维持在接近恒定的水平。

改变参数设定，往往导致慢性疾病，如某种激素过多或过少导致内分泌失调，是体现稳态调节重要性的典型例子，这种内稳态的复原能力与遗传、神经、代谢、免疫和人体微生物钟都有关系。肠道菌群个体间差异很大，但对同一个体来说，细菌组成和活性通常在童年就确定下来，并表现出很强的复原力。这种复原力可以保护人体免受菌群失调相关的病理影响，如炎症性肠病、代谢综合征、心血管功能障碍、哮喘、结肠癌。如弹性机制失效，最终导致衰老和疾病。而以增强体内稳态复原力为目标的干预措施，有望促进健康。

健康不断受到多种应激源的威胁，生物体使用不同的策略保持稳定，如内稳态平衡。

（7）标志七：毒物兴奋效应的调节能力。

毒物兴奋效应指暴露于低剂量毒素可引起的保护反应，以免在暴露于较高剂量的同种毒素时遭受损伤。广泛用于描述低剂量应激源（例如氧化应激）引起细胞和生物体的适应性反应，维持体内稳态，增加生物可塑性。很多研究正在动物模型中探索如何利用这种生物过程来增进健康，例如通过低剂量辐射、低浓度的某些化学物质、低强度饮食干预等手段，达到稳定基因组、清除自由基等保护效果，延长健康寿命。

（8）标志八：修复和再生能力。

对威胁健康的各种损伤，人体必须作出修复，涉及 DNA 和蛋白质分子、内质网、线粒体、溶酶体等细胞器，涉及让受损或丢失的功能元件再生，以实现完全恢复。人类的干细胞和祖细胞具有修复受损组织和促进适应性、代偿性反应的能力。甚至在成人大脑这样一个长期被认为不可修复的器官中，也发现具有潜在修复能力的干细胞。

基于干细胞的再生医学，为细胞和器官移植提供了替代方案，有望修复病变或老化的组织和器官。诱导多能干细胞、CRISPR-Cas9 基因编辑等新技术的结合，正在为先天性基因缺陷、年龄相关性疾病带来新的疗法，帮助人们重塑健康。

以上八种标志整合了多层次的多种功能，协调了不同细胞和亚细胞之间复杂的相互作用，为健康提供多维的基础保证。健康的这些生物学标志包括：空间分隔、体内平衡、随时间推移而保持的稳态，对应激的一系列反应等。

健康新定义为测定身体机能、精神健康及采用特定医学手段检验器官的正常功能提供了重要的参考。健康标志不能孤立看待，它们相互关联，任何一方出现问题都会成为致病因素，给整个机体的健康造成急性破坏或持续破坏。

胰腺其他肿瘤或肿瘤性病变篇

108 胰腺发育异常——环状胰腺

环状胰腺也是胚胎发育过程中出现的畸形，环状胰腺绝大部分位于十二指肠降部的 Vater 壶腹水平，部分或完全包绕十二指肠，宽度为 0.8 ～ 5.0 厘米不等。

环状胰腺是一种罕见的先天畸形，是婴幼儿先天性胃肠道畸形之一。国内统计每 1 万～4 万新生儿中有 1 例。新生儿环状胰腺多数无明显的症状，有症状者多表现为十二指肠梗阻的症状。成年人大多数为消化道梗阻症状，极少数为反复发作的胰腺炎而无消化道梗阻症状，或者在成年后由于其他疾病行手术治疗时偶然发现。国内统计成人环状胰腺 75.7% 为男性。

环状胰腺多是由于出现消化道梗阻症状或者因其他疾病就诊时偶然发现，影像学检查如 X 线检查、多层螺旋 CT、MRI、超声内镜检查可帮助诊断。

有症状的环状胰腺主要是手术解除梗阻，手术方式包括：梗阻近段十二指肠空肠侧吻合或十二指肠菱形吻合、胃空肠吻合等。如以胰腺炎、梗阻性黄疸、胆管炎等为主要症状时，临床上比较困难，应结合临床实际情况做相应的处理。

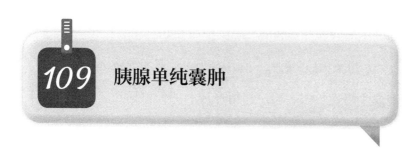

109 胰腺单纯囊肿

胰腺单纯性囊肿分为先天性囊肿和潴留性囊肿两种。近年来由于影像学检查的普及，胰腺单纯性囊肿的发现有明显增多的趋势。

（1）先天性囊肿：很少见，为胰腺导管、腺泡发育异常所致，又分为单发囊肿和胰腺多囊性疾病两种。

☆单发囊肿：多见于婴幼儿，偶见于成年人。多无症状，囊肿较大可能产生压迫症状，从而导致患者就诊。

☆胰腺多囊性疾病：又可分为胰腺纤维化囊性病，胰腺多囊性疾病伴小脑肿瘤和视网膜血管瘤和胰腺囊肿伴多囊肾。

影像学检查可发现胰腺囊性占位性病变，诊断并不困难。

单纯的先天性囊肿无特异性的临床症状，无须治疗。有症状的先天性囊肿的治疗方法为手术摘除，囊肿若与胰管相通，术后容易并发胰瘘。患者预后良好。

（2）潴留性囊肿：多由胰管的阻塞而导致远端胰管或腺泡发生囊性扩张、胰液潴留形成。任何可导致胰管慢性梗阻的病变均可成为囊肿发生的原因，如急性或慢性胰腺炎、胰管外压迫、胰管内堵塞等。

潴留性囊肿的临床表现主要有：上腹部疼痛、腹胀、上腹部肿块、胃肠道症状等，上消化道症状较为明显。

常用的检测手段有：超声、CT 和 MRI 等影像学检查。

潴留性囊肿的治疗以手术切除为主，同时应积极治疗原发病。手术方法包括胰腺囊肿局部切除、胰腺囊肿内引流等。对于较大的囊肿，尤其是突出于胰腺表面的囊肿应尽可能予以切除。难以切除的囊肿可考虑行胰腺囊肿空肠吻合术。

110 胰腺假性囊肿

胰腺假性囊肿比较多见，占胰腺囊肿总数的 50%。多继发于急性或慢性胰腺炎和胰腺损伤等，由血液、胰液及胰腺自身消化导致局部组织坏死、分解物等液性组织不能被吸收而形成，囊壁由炎性纤维结缔组织构成，无胰腺上皮细胞，因此称为胰腺假性囊肿。

胰腺假性囊肿分为急性和慢性两类。急性胰腺假性囊肿多继发于急性胰腺炎和胰腺损伤。急性胰腺假性囊肿多在邻近胰腺的小网膜囊内，囊壁一般不成熟，可以与胰管相交通。慢性假性胰腺囊肿是在慢性胰腺炎的基础上因胰管破裂所致，多位于胰周，囊壁多成熟，一般与胰管相交通，伴胰管狭窄。

胰腺假性囊肿有以下临床表现。

（1）囊肿本身引起上腹部胀满感和隐痛不适等，这些不适症状可放射到季肋区、腰背部等。

（2）囊肿压迫消化道引起上腹部不适、恶心、呕吐等，压迫胆道可引起胆管梗阻、扩张和黄疸。

（3）营养不良：囊肿可引起食欲减退、胰腺外分泌功能不足，导致消化、吸收障碍。

（4）胰腺假性囊肿继发的症状：①囊肿伴有感染时可出现疼痛、发热、脉搏增快、白细胞增高等症状。②囊肿急性破裂、囊液进入腹腔可出现腹膜炎。③少数假性囊肿可累及附近的血管形成动脉瘤，破裂时可出现大出血。④少数胰体尾部囊肿可累及脾静脉，致脾静脉受压或脾静脉血栓形成，导致脾静脉血液回流受阻，形成门静脉高压，甚至可出现上消化道大出血。

对囊壁尚未成熟（时间小于6周）的胰腺假性囊肿，如无明显的并发症和全身中毒症状，且囊肿较小、增大不明显者，首先采用保守治疗，包括禁食、胃肠减压、营养支持、生长抑素等，也可采用中医治疗。定期行超声检查，观察4周以上，囊壁已成熟，自行吸收困难，发生感染、溃破或囊内出血等，要进行积极的治疗。治疗分为非手术治疗和手术治疗。

第一，非手术治疗。①穿刺引流：适于胰腺急性假性囊肿，特别是伴有感染时。②内镜治疗：通过内镜进行囊肿胃肠吻合术，前提是囊肿与胃肠道之间紧密粘连，其间没有空隙。

第二，手术治疗。①外引流：囊肿继发感染，保守治疗后局部疼痛等症状仍无改善，出现畏寒发热等症状者，须及时穿刺置管引流或手术外引流。②内引流术：临床上最为常用。对囊肿直径 > 6 厘米、囊壁成熟、慢性假性胰腺囊肿与胰管相通或伴胰管狭窄者，可行内引流术如囊肿胃吻合术、囊肿十二指肠吻合术、囊肿空肠吻合术等。③手术切除：胰头囊肿可行胰十二指肠切除术，体尾部囊肿可行胰体尾切除术，如囊肿与脾脏粘连紧密可行囊肿 + 胰体尾 + 脾脏一并切除。

胰腺假性囊肿是一种良性病变，积极治疗后预后良好。

111 胰腺实性假乳头状瘤

胰腺实性假乳头状瘤（SPT）是一种发病率较低的胰腺肿瘤，但近年来发病率有逐渐增高的趋势。

SPT 病因尚不清楚。既往把 SPT 分为良性、交界性和恶性 SPT，最近世界卫生组织胰腺肿瘤组织学分类将 SPT 划分到胰腺导管腺癌的范畴，即 SPT 是胰腺导管腺癌的一个特殊类型。

SPT 好发于年轻女性，平均年龄在 35 岁，偶发于老年女性和男性。SPT 无症状者占 9%，即使有症状也缺乏特征性，容易被忽视。SPT 常常因体检时偶然发现或腹部无痛性肿块而就诊。SPT 因多数无症状且生长缓慢，所以就诊时肿瘤多数比较大（最大者可以达 30 厘米以上），肿瘤可挤压毗邻器官出现相应的症状，如胃肠道不适、腹痛腹胀、恶心呕吐、消化不良等。肿瘤较大或受外力作用偶有破裂，可导致急腹症或出血性休克等，少数病例可出现远处转移。

SPT 具有明显的性别、年龄特点，临床症状无特异性，影像学检查无可靠的良恶性鉴别指征。

SPT 的恶性度低，治疗主要以手术为主，切除后总体预后良好。根据胰腺肿瘤发生的不同部位，可采用胰十二指肠切除术、胰体尾联合/保留脾切除术或者肿瘤局部切除术等。由于肿瘤通常是局限的，根治性切除可以获得治愈的机会。有转移者，手术切除仍是可行的，肝脏转移可连同原发于胰腺的肿瘤、肝脏转移瘤一并切除，可延长患者的生存期。肿瘤完整切除可获得长期生存，即使肿瘤残存，大部分仍可有较好的预后。

目前尚没有预测 SPT 预后的指标。SPT 是原发于胰腺肿瘤中预后较好的一类肿瘤，结合影像和临床特点，多数可作出准确的诊断，手术切除可以获得良好效果。

总结 SPT 的特点和注意事项有：①年轻女性多发。②大多属无症状，即使有也缺乏特征性的临床表现。③虽然划为胰腺恶性上皮性肿瘤范畴，但预后相对较好。④一经明确诊断，应积极手术治疗，可获得较好的治疗效果。⑤尚没有除手术切除以外其他有效的治疗办法。⑥虽然恶性度低，术后仍有复发转移的可能，因此建议术后定期随诊复查。⑦术后复发转移者，仍推荐积极的手术治疗。

112 胰腺导管内乳头状黏液性肿瘤

胰腺导管内乳头状黏液性肿瘤（IPMN）是原发于胰腺导

管上皮的增生，呈乳头状生长逐步发展形成的肿瘤，是从不典型增生、原位癌到侵袭性癌的病变，病灶可呈局灶性或弥漫性生长，累及主胰管或分支胰管，甚至可累及壶腹部。表现为低度恶性、缓慢生长及分泌黏液，肿瘤分泌的黏液阻塞胰管，引起胰腺导管扩张或囊肿形成，可导致急性或慢性胰腺炎，因而常被误诊。

IPMN 主要临床特点如下。

（1）IPMN 男性多见，男女比为 2∶1，60 岁~70 岁的老年多见。

（2）IPMN 起病隐匿，可长期无症状，约 50% 的 IPMN 患者出现无特征性临床表现，确诊前症状持续时间 40 个月左右。非特征性症状以上腹痛、乏力、纳差较为常见，随着病程的延长，胰管长期堵塞可致胰腺炎反复发作、胰腺实质萎缩，从而导致消化不良、体重下降和脂肪泻，胰腺内分泌功能受损致糖尿病，部分患者出现黄疸，主要是由于肿瘤分泌的大量黏液阻塞胆总管或肿瘤侵犯胆总管致胆总管狭窄。

（3）IPMN 分为良性（腺瘤）、交界性、恶性非浸润性（原位癌）和恶性浸润性（腺癌）四类。

（4）根据肿瘤发生的部位不同，通常把 IPMN 分为三型：①主胰管型，主胰管扩张，肿瘤主要存在于主胰管，占28%。②分支胰管型，分支胰管扩张，肿瘤主要在分支胰管，占46%。分支胰管型IPMN生物学行为更趋向于良性。③混合型，肿瘤既存在于主胰管又存在于分支胰管，占26%。

（5）IPMN有约11%的患者合并胰腺外肿瘤，以结直肠肿瘤居多，其中32%为恶性肿瘤。

（6）IPMN的诊断主要有临床表现、实验室检查、影像学检查，CT、MRI是首选的检查方法。

（7）IPMN早期手术切除是唯一可获治愈的手段。手术方式有胰十二指肠切除、胰体尾切除、局部切除等。但无论选择何种手术方式，保证手术切缘的干净都至关重要。

（8）IPMN四种病理分型中，良性、交界性和非浸润性病变间的生存率无明显差异，浸润性癌的预后相对要差，但术后总体生存率远高于胰腺导管腺癌。

113 胰腺黏液性囊腺瘤

胰腺黏液性囊性肿瘤（MCN）是发生于胰腺的一类以分泌黏液为特征的囊实性肿瘤。确切的发病原因并不清楚，其临床特点如下。

（1）女性多于男性，男女比为 1 :（2 ~ 6），高发年龄为 50 ~ 60 岁。

（2）MCN 多位于胰腺体、尾部，多数与胰管不通。

（3）临床表现主要有上腹部疼痛、上腹部包块，肿瘤压迫出现阻塞性黄疸、不全性肠梗阻、门静脉高压等症状，肿瘤压迫或侵犯主胰管致胰液引流不畅可出现胰腺炎，侵及胰腺实质时可导致内分泌功能不全，出现糖尿病或糖耐量异常。

（4）MCN 可伴胰腺外其他肿瘤如乳腺癌等，提示其发生可能与遗传因素有关。

（5）MCN 的诊断主要依据影像学检查，如超声、CT、MRI、EUS 等。

（6）MCN 穿刺囊液检测、细胞分析有助于明确诊断。

（7）MCN 治疗：任何类型的 MCN 都主张行根治性手术，MCN 对放、化疗均不敏感，彻底切除是唯一有效的治疗方法。

114 胰腺浆液性囊腺瘤

胰腺浆液性囊腺瘤（PSC）是起源于胰腺上皮的胰腺囊实性肿瘤，多为单发，边界清楚。PSC 发病率极低，发病原因尚不清楚。PSC 极少恶变。

PSC 分为微囊腺瘤、大囊腺瘤、实性囊腺瘤、混合型囊腺瘤 4 种亚型，其中微囊腺瘤最多见。①微囊腺瘤一般由数目不等的多发微小囊腺瘤组合而成，小囊腺瘤直径一般小于 2 厘米，多发生在胰体尾部，老年女性多见。②大囊腺瘤（寡囊腺瘤）多由单个或少于 6 个的小囊腺瘤组合在一起，大囊腺瘤直径多大于 2 厘米，多发生在胰腺头部，男性更多见。③实性囊腺瘤，是由同样的肿瘤细胞排列成实性的腺样结构的亚型，以及弥漫性侵及整个胰腺的特殊亚型如希佩尔 - 林道病。④混合型浆液性 - 神经内分泌肿瘤，顾名思义肿瘤由浆液性囊腺瘤和神经内分泌肿瘤组成，但两种成分的占比都小于 30%。囊腺瘤表现为微囊及大囊腺瘤兼有的组合。

超声、CT、MRI 多可以检出 PSC，但临床上需要与胰腺黏液性囊腺瘤鉴别。

PSC 生长非常缓慢，多是偶然发现，绝大多数没有临床症状。当 PSC 长大到一定程度，可出现以下症状。

（1）腹痛、上腹不适，出现肿瘤挤压腹腔器官的有关症状。腹痛多为初期出现，可以表现为隐隐作痛、胀痛或闷胀不适感等。

（2）肿瘤慢慢长大可被压迫胃、十二指肠、小肠、横结肠、胆道等，出现消化系统的挤压或不全梗阻的病症，如腹部不适、食欲不佳、恶心想吐、呕吐、腹痛、消化不良和体重下降、梗阻性黄疸等。

（3）腹部包块多见于体质相对消瘦的患者，肿块在上腹正中间或左上腹多见。

（4）糖尿病：当发病时间长或囊腺瘤病变广泛、胰腺组织受损范围大，可致胰岛细胞功能减低，出现糖尿病。

（5）其他：胰体尾部巨大囊性肿瘤，可压迫脾静脉致左半区门静脉高压、脾肿大、腹水和食管静脉曲张。肿瘤压迫周围器官可发生消化道不全性梗阻。胰头部囊腺癌侵犯十二指肠发生上消化道出血、梗阻。囊腺瘤发生感染出血时会迅速增大，甚至发生破裂，形成弥漫性腹膜炎。

由于 PSC 极少有恶变，因此临床偶然发现或较小的 PSC 可推荐进行严密随访。当 PSC 较大或良恶性鉴别诊断不清楚，或怀疑恶性，或有明显的腹腔挤压症状时，建议手术治疗。手术治疗是胰腺 PSC 唯一的治疗方法。可依据肿瘤的大小、部位等综合考虑，酌情行腺瘤摘除、局部切除、胰体尾切除、胰十二指肠切除术等。

115 自身免疫性胰腺炎

自身免疫性胰腺炎（AIP）是一特殊类型的慢性胰腺炎，其病因与发病机制尚不明确。AIP 常发生于中老年（40～60

岁），男性多见，男女比例约 2 : 1。

临床上 AIP 分为 Ⅰ 型和 Ⅱ 型。我国以 Ⅰ 型为主，常表现为梗阻性黄疸或胰腺实质的肿块。

AIP 的临床表现较为隐匿和多样，其诊断仍然具有挑战性，特别是表现为胰腺肿块的患者，还要警惕胰腺癌的风险。40%～90% 的 AIP 患者有胰腺外器官受累症状，其伴发的胰腺外损害主要包括糖尿病、腹膜后纤维化、胆管病变等。

血液学检查 AIP 多有 Ig4 和 γ 球蛋白升高。多种影像学检查如超声、CT、MRI、内镜超声等检查，胰腺可出现"腊肠样"弥漫性增大，有利于明确病变的性质。

组织穿刺病理活检是诊断 AIP 合并胰腺癌的"金标准"，目前用于穿刺活检的主要有 EUS-TCB 与 EUS-FNA 等。

对于明确诊断的 AIP 患者，激素治疗显示了良好的效果，不仅能够缓解临床症状，改善实验室及影像学检查结果，还能使胰腺外受累器官病变得到好转和改善。

116 胰腺神经内分泌肿瘤

神经内分泌肿瘤（NET）是一组起源于肽能神经元和神经内分泌细胞的肿瘤，生长缓慢，发病隐匿，可发生于全身多个器官和组织，但胃、肠、胰腺多见。发生在胰腺的则称为胰腺神经内分泌瘤。胰腺神经内分泌瘤确切的发病机制尚不明确，患者多为散发性，部分为家族相关性综合征。

胰腺神经内分泌瘤是临床上少见的一种胰腺肿瘤，仅占原发性胰腺肿瘤的 3%，新近研究证实所有的胰腺神经内分泌瘤均具有恶性潜能。大部分胰腺神经内分泌瘤生长缓慢，生物学行为及预后均好于胰腺癌，比如乔布斯罹患胰腺神经内分泌肿瘤，发生肝转移后，生命仍延长了 9 年。

依据是否分泌激素，以及分泌的激素所导致的临床表现，胰腺神经内分泌瘤分为功能性和无功能性两种类型。无功能性胰腺神经内分泌瘤占 75% ~ 85%，功能性胰腺神经内分泌瘤约占 20%。常见的功能性胰腺神经内分泌瘤有胰岛素瘤和胃泌素瘤。功能性胰腺神经内分泌瘤的主要临床表现为激素过度分泌所引起的症状。无功能性胰腺神经内分泌瘤主要表现为肿瘤局部压迫症状。

按照世界卫生组织胃肠胰神经内分泌肿瘤分类标准，首先根据分化程度将神经内分泌肿瘤分为神经内分泌瘤和神经内分泌癌两大类。

胰腺神经内分泌瘤的术前诊断包括定性诊断和定位诊断。定性诊断即取得组织病理学诊断。

胰腺神经内分泌瘤常用的血清学指标有嗜铬粒蛋白A（CgA）和神经元特异性烯醇化酶（NSE），异常升高提示有神经内分泌肿瘤的可能。对于功能性胰腺神经内分泌肿瘤，依据激素分泌的相关症状和血清激素的水平，可判断肿瘤的功能状态。

定位诊断可明确原发肿瘤的部位，同时评估肿瘤周围淋巴结的状态及是否有远处转移。定位检查常用的有CT、MRI、内镜超声、生长抑素受体显像和68Ga-PET-CT、术中超声等。

外科手术仍是目前唯一可能治愈胰腺神经内分泌瘤的方式，根据患者年龄、一般状况、组织学分级、TNM分期、肿瘤部位、与胰管的位置关系、周围器官侵犯情况和远处转移等综合评价手术指征及选择手术方式。即便是进展期胰腺神经内分泌瘤的姑息性手术亦可降低并发症和改善症状。对于伴有激素分泌症状的患者，姑息性手术亦具有临床价值。

药物治疗主要用于转移性或高度恶性的胰腺神经内分泌瘤。目前临床使用的药物主要包括生长抑素类和小分子酪氨酸激酶抑制剂。同时部分化疗药物也对胰腺神经内分泌瘤具有一定的疗效。神经内分泌癌的药物治疗主要是以化疗为主。

117 家族性多发性内分泌瘤病

家族性多发性内分泌瘤病（MEN）是一种较罕见的常染色体显性遗传疾病，表现为不同部位的内分泌肿瘤并且为家族式发病，临床上分为 1 型（MEN1）和 2 型（MEN2）。其典型的临床特点有：MEN1 主要由甲状旁腺瘤、胰腺神经内分泌肿瘤、垂体腺瘤等组成。发病率为 1/（20～200）万。

甲状旁腺受累的比率最高，约占 90%，胰腺神经内分泌瘤次之，约占 80%，合并垂体瘤者排第三位，约占 60%。家族性支气管神经内分泌肿瘤及胃神经内分泌肿瘤也可能是 MEN1 的表现之一。1/3 的 MEN1 病例可能出现肾上腺皮质的异常，通常为增生，与垂体腺瘤产生的 ACTH 相关，但库欣综合征少见。MEN1 的临床表现主要是相应脏器肿瘤的临床表现，如头痛、视野缺损、腹泻、腹痛、泌尿系结石等。MEN1 的治疗可分为手术及非手术治疗，与不同的肿瘤类型相关。

118 胰腺神经内分泌肿瘤（一）：功能性胰岛素瘤

功能性胰腺神经内分泌肿瘤中最常见的是胰岛素瘤和胃泌素瘤。胰岛素瘤的发病率约（0.8 ~ 0.9）/10 万，占胰腺内分泌肿瘤的 70% ~ 80%，可见于任何年龄，青壮年多见。目前明确的发病原因尚不清楚。

胰岛素瘤的临床症状复杂多样，以低血糖以及低血糖造成的神经症状多见，包括低血糖后的代偿反应，如出汗、心慌、震颤、面色苍白、心跳加速等。低血糖症状可自行缓解或摄取葡萄糖后迅速缓解。

胰岛素瘤的诊断包括定性和定位诊断。

定性诊断：最经典的表现是 Whipple 三联征。①空腹时具有低血糖症状和体征；②血糖浓度在 2.78 毫摩尔 / 升（50毫克 / 分升）以下；③静脉注射葡萄糖后症状立即缓解对确诊有重要意义。同时测定空腹或症状发作时免疫反应性胰岛素（IRI）和血糖（G）。

定位诊断：超声、CT 和 MRI 是常用的检查方法。EUS和生长抑素受体显像（SRS）对胰岛素瘤的定位诊断有重要作用。术中超声能有效减少手术的盲目性，明确肿瘤与周围血管、胆管和胰管的关系，确定手术方式，减少并发症。

胰岛素瘤的治疗和预后：胰岛素瘤引起的低血糖症状长期反复发作将导致脑组织功能性或器质性损害，晚期即使切除肿瘤并纠正了低血糖，也难以消除神经损害症状，故确诊后应尽早手术。手术要求切除彻底，尤其是胰岛素瘤较小或多发性胰岛素瘤（约占 10%）的情况。

转移性胰岛素瘤术中应尽量切除原发瘤和淋巴结转移

瘤、肝转移瘤。即使姑息性切除也可改善症状。

内科治疗可采用的化疗药物包括链脲霉素、5-Fu、多柔比星、干扰素等，联合化疗优于单一治疗。生长抑素类药物有明显缓解症状的作用等。

胰岛素瘤肝转移灶血管丰富，多由肝动脉供血，因此化疗栓塞可缩小部分患者的转移灶。还可采用超声或 CT 引导下的冷冻治疗或通过腹腔镜的热凝固治疗肝转移灶，有助于缓解症状。

胰岛素瘤治疗效果好，即使是恶性肿瘤，综合治疗预后也较胰腺癌、胃肠道癌好，5 年生存率约 50%。因此，对胰岛素瘤应采取以手术为主的综合治疗，以期得到较好的预后。

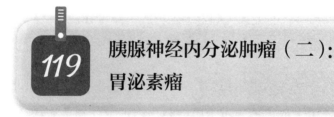

119 胰腺神经内分泌肿瘤（二）：胃泌素瘤

胃泌素瘤又称为卓 - 艾综合征，是胰腺内分泌肿瘤中较为常见的一种，占所有胰腺神经内分泌肿瘤的 15%，居功能性胰腺神经内分泌肿瘤的第 2 位。胃泌素瘤的病因不明。一般胃泌素瘤分为 MEN-1 相关胃泌素瘤和非 MEN-1 相关胃泌素瘤。

胃泌素瘤患者典型的临床表现是由于胃酸分泌过多引起的，其特征是严重和反复的消化性溃疡，表现为呕吐、腹泻、胃灼热、溃疡出血和体重减轻等。

有消化性溃疡的症状、高胃酸分泌（pH 值＜2）和空腹血清胃泌素超过正常值的 10 倍则可确诊为胃泌素瘤。超声、CT、MRI、生长抑素受体显像和内镜超声是诊断和排除转移瘤的重要手段。胃泌素瘤要和一般的消化性溃疡鉴别。

手术切除仍是非 MEN-1 相关胃泌素瘤的最佳治疗方式。与其他方法相比，手术可提高治愈率，增加患者的生存率。MEN-1 相关胃泌素瘤患者的手术治愈率几乎为零，因此，此类患者的手术治疗仍存在争议。

与其他胰腺神经内分泌肿瘤一样，对于不宜手术治疗的患者，通常建议采用抑酸治疗、奥曲肽、靶向治疗、化疗或肽受体放射性核素治疗等来控制肿瘤生长，提高生活质量，改善预后。

120 胰腺神经内分泌肿瘤（三）：胰高血糖素瘤

　　胰高血糖素瘤是分泌胰高血糖素的胰岛 α 细胞肿瘤，胰高血糖素瘤多为恶性，易出现肝转移，只有少数为良性。

　　胰高血糖素瘤的临床表现：胰高血糖素瘤的一系列临床表现统称为胰高血糖素瘤综合征，表现为特殊的皮肤改变（称为坏死迁移性红斑），具体表现为皮肤坏死、对称、游走性红斑，可发生在任何部位，多见于臀部、下腹、会阴、肢体远端、腹股沟、阴囊等。皮损由红斑开始，随后发展为水泡破裂、糜烂、渗出结痂。皮损可成批反复出现，每批历时7～14天。大部分患者有此特征性皮肤表现。其他临床症状包括恶心、舌炎、口角炎、静脉血栓形成、体重减轻、贫血、精神紊乱（如抑郁症）。有些患者腹泻明显。另外患者常有轻度糖尿病或糖耐量异常。

　　胰高血糖素瘤的影像学表现和诊断：诊断依据为血浆胰高血糖素水平明显升高。腹部超声、CT、MR1 对肿瘤定位及发现转移灶有帮助，但较小的肿瘤有时难以发现。

胰高血糖素瘤的治疗：手术切除是治疗本病的根本方法。肿瘤切除后，胰高血糖素、血糖、氨基酸水平一般可完全恢复正常，皮损可在术后数日内改善。若肿瘤已经转移，切除肿瘤对于改善症状仍有益。手术后可辅以化疗。有肝脏转移者，术后必要时可行选择性腹腔动脉血管栓塞术。药物治疗可使用生长抑素或干扰素治疗。

121 胰腺神经内分泌肿瘤（四）：胰腺血管活性肽瘤

胰腺血管活性肽瘤（VIP瘤）是一种罕见的胰腺神经内分泌肿瘤，临床表现是由肿瘤分泌大量的血管活性肽（VIP）所致，一系列症状统称为VIP瘤综合征。其临床特点如下。

（1）近100%的患者主要表现为难以治愈的水样腹泻，进而继发低血钾、高血钙、高血糖和颜面潮红。腹泻的特点是禁食后仍持续48~72小时，且排泄量大，每天超过6~8

升，进而导致脱水、低血钾和酸中毒。

（2）严重者抑制胃酸分泌、骨吸收、糖原分解和血管舒张，进而发生相应的临床表现。

（3）VIP瘤综合征很难诊断，因为临床上许多其他情况也有类似的表现。

（4）检测血清胃泌素、血清VIP、检测胃酸等可予以鉴别。在几乎所有的VIP瘤病例中，血清VIP水平都会升高，但在腹泻发作期间也可能正常。文献报道有近30%VIP瘤患者出现多种激素升高。

（5）影像学检查是重要的辅助手段。CT、MRI、内镜超声、生长抑素受体显像等可帮助诊断。

（6）VIP瘤的治疗主要涉及两个方面的问题：①在开始任何治疗前必须先纠正由于严重腹泻可能导致危及患者生命的电解质和血容量状态异常。②之后评估手术治疗的可行性，VIP瘤手术切除率约86%，根治性切除率为10%。生长抑素类似物治疗，对不可切除和/或转移的VIP瘤患者有效。对已经有转移的VIP瘤，可以采用肝动脉栓塞、射频消融术、肝移植、放射性奥曲肽、静脉化疗、干扰素和冷冻治疗。能够延长患者的生存期，并控制水样腹泻。

122 无功能性胰腺神经内分泌肿瘤

胰腺神经内分泌肿瘤 75% ~ 85% 是无功能的，称之为无功能性胰腺神经内分泌肿瘤。

由于无功能性胰腺神经内分泌肿瘤生长缓慢，缺乏相应激素分泌所产生的临床表现，所以可以在相当长的时间内无任何不适的表现。这期间的发现多是偶然体检或因其他疾病就诊被发现。当肿瘤生长到一定大小，肿瘤局部压迫或挤压毗邻脏器，患者可出现腹痛、上腹不适、厌食、恶心、腹部包块、消化道或胆道梗阻等症状。如发生转移，则出现转移脏器的相应临床表现。

无功能性胰腺神经内分泌肿瘤常用的血清学检查有嗜铬粒蛋白 A（CgA）和神经元特异性烯醇化酶（NSE），异常升高提示有神经内分泌肿瘤的可能。定位诊断除明确原发肿瘤的部位，同时评估肿瘤周围淋巴结的状态及是否有远处转移。

无功能性胰腺神经内分泌肿瘤的治疗：对于偶然发现、无症状、肿瘤较小（一般小于 2 厘米）的分期好的肿瘤，可考虑严密观察，否则应考虑积极的手术治疗，手术方式根据患者年龄、一般状况、G 分期、TNM 分期、肿瘤部位、与胰管的位置关系、周围器官侵犯情况和远处转移等综合评价。

对无法切除的无功能性胰腺神经内分泌肿瘤，可考虑生长抑素、靶向药物、细胞毒性药物治疗。

总之，无功能性胰腺神经内分泌肿瘤预后较好，应采取积极的治疗。

123 胰腺神经内分泌癌

依据胰腺神经内分泌肿瘤（pNEN）的分化程度和肿瘤分子差异，将其区分为高分化神经内分泌瘤（PanNET）和低分化神经内分泌癌（pNEC）。pNEC 较罕见，发病率不到胰腺恶性肿瘤的 1%。根据细胞形态不同，pNEC 分为小细胞型神经内分泌癌（SCNC）和大细胞型神经内分泌癌（LCNC），其中以大细胞型为多见。

CT、MRI、内镜超声等影像学检查可以帮助诊断。影像学检查还可发现肿瘤是否有淋巴结或其他器官的转移。但最可靠的诊断依据仍然为病理学诊断结果。

pNEC 通常肿瘤体积较大，平均直径 4 厘米。对病灶局限的患者进行根治性手术可获得较好的治疗效果，根据肿瘤的不同位置，可采用胰十二指肠切除术和胰体尾联合脾切除术等。减瘤手术和转移灶切除不作为推荐。

考虑到手术后的高复发率，pNEC 患者应在根治性切除后行辅助治疗，以提高临床疗效。化疗是 NECs 主要的辅助治疗手段。

pNEC 的侵袭性强，致死率高，中位生存期 5.7 个月，为所有部位神经内分泌癌中预后最差的神经内分泌癌。局限性 pNEC 患者 5 年生存率为 40% ~ 50%，局部进展期为 27% ~ 29%，有转移性的患者 5 年生存率为 5.2%。

124 神经内分泌肿瘤

按照世界卫生组织胃肠胰神经内分泌肿瘤分类标准，首先根据分化程度将神经内分泌肿瘤分为神经内分泌瘤（NET）和神经内分泌癌（NEC）两大类。而后依据 Ki-67 指数和 / 或有丝分裂核分裂象数目将胰腺神经内分泌肿瘤分为 G1、G2、G3 三级。

神经内分泌肿瘤分级依据增值率（反映肿瘤的增殖能力和侵袭能力）、每个高倍显微镜视野下核分裂象数（核分裂象数越高，表明肿瘤生长越活跃，恶性程度越高）和 / 或 Ki-67 阳性（也是反映肿瘤生长活跃程度的指标，该数值越高表明恶性程度越高）指数将神经内分泌肿瘤分为 G1、G2、G3，数值越大恶性程度越高。依据分级结果，其临床意义主要有指导后续治疗、判断预后。